O ECOSSISTEMA DE INOVAÇÃO EM
ODONTOLOGIA
uma jornada de descobertas, aprendizados e ação

Editora Appris Ltda.
1.ª Edição - Copyright© 2024 do autor
Direitos de Edição Reservados à Editora Appris Ltda.

Nenhuma parte desta obra poderá ser utilizada indevidamente, sem estar de acordo com a Lei nº 9.610/98. Se incorreções forem encontradas, serão de exclusiva responsabilidade de seus organizadores. Foi realizado o Depósito Legal na Fundação Biblioteca Nacional, de acordo com as Leis nºs 10.994, de 14/12/2004, e 12.192, de 14/01/2010.

Catalogação na Fonte
Elaborado por: Dayanne Leal Souza
Bibliotecária CRB 9/2162

R484e
2024
	Ribeiro, Victor Hugo
	    O ecossistema de inovação em odontologia: uma jornada de descobertas, aprendizados e ação / Victor Hugo Ribeiro. – 1. ed. – Curitiba: Appris, 2024.
	    179 p. ; 21 cm. – (Geral).
	
	    ISBN 978-65-250-6856-5
	
	    1. Ecossistema. 2. Inovação. 3. Odontologia. I. Ribeiro, Victor Hugo. II. Título. III. Série.
	
	                                                                      CDD – 617.6

Editora e Livraria Appris Ltda.
Av. Manoel Ribas, 2265 – Mercês
Curitiba/PR – CEP: 80810-002
Tel. (41) 3156 - 4731
www.editoraappris.com.br

Printed in Brazil
Impresso no Brasil

VICTOR HUGO RIBEIRO

O ECOSSISTEMA DE INOVAÇÃO EM
ODONTOLOGIA
uma jornada de descobertas, aprendizados e ação

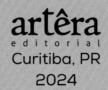

artêra
editorial
Curitiba, PR
2024

FICHA TÉCNICA

EDITORIAL
Augusto Coelho
Sara C. de Andrade Coelho

COMITÊ EDITORIAL
Ana El Achkar (Universo/RJ)
Andréa Barbosa Gouveia (UFPR)
Antonio Evangelista de Souza Netto (PUC-SP)
Belinda Cunha (UFPB)
Délton Winter de Carvalho (FMP)
Edson da Silva (UFVJM)
Eliete Correia dos Santos (UEPB)
Erineu Foerste (Ufes)
Fabiano Santos (UERJ-IESP)
Francinete Fernandes de Sousa (UEPB)
Francisco Carlos Duarte (PUCPR)
Francisco de Assis (Fiam-Faam-SP-Brasil)
Gláucia Figueiredo (UNIPAMPA/ UDELAR)
Jacques de Lima Ferreira (UNOESC)
Jean Carlos Gonçalves (UFPR)
José Wálter Nunes (UnB)
Junia de Vilhena (PUC-RIO)

Lucas Mesquita (UNILA)
Márcia Gonçalves (Unitau)
Maria Aparecida Barbosa (USP)
Maria Margarida de Andrade (Umack)
Marilda A. Behrens (PUCPR)
Marília Andrade Torales Campos (UFPR)
Marli Caetano
Patrícia L. Torres (PUCPR)
Paula Costa Mosca Macedo (UNIFESP)
Ramon Blanco (UNILA)
Roberta Ecleide Kelly (NEPE)
Roque Ismael da Costa Güllich (UFFS)
Sergio Gomes (UFRJ)
Tiago Gagliano Pinto Alberto (PUCPR)
Toni Reis (UP)
Valdomiro de Oliveira (UFPR)

SUPERVISORA EDITORIAL
Renata C. Lopes

PRODUÇÃO EDITORIAL
Adrielli de Almeida

REVISÃO
Katine Walmrath

DIAGRAMAÇÃO
Amélia Lopes

CAPA
Carlos Pereira

REVISÃO DE PROVA
Bruna Santos

PREFÁCIO

Eu me recordo da época em que conheci o Victor Hugo, na minha primeira viagem a Porto Velho — uma pessoa sensacional, cheio de ideias para inovar e promover saúde nos rincões de Rondônia. Desde o início de nossa amizade, percebi que ele possuía uma mente brilhante e uma capacidade ímpar de enxergar além do convencional. Juntos, no Sesi, trabalhamos em projetos que desafiaram nossos limites e expandiram as fronteiras da inovação em saúde e bem-estar, mudando muitas vidas para melhor.

Agora, Victor nos presenteia com uma obra que é o reflexo de sua visão e experiência — *O ecossistema de inovação em odontologia*. Este livro é um testemunho de sua jornada e um guia para todos aqueles que desejam compreender e participar ativamente do processo inovador em odontologia.

O autor nos introduz ao conceito de ecossistemas de inovação, argumentando que tais ecossistemas são fundamentais para o desenvolvimento sustentável e para a entrega de soluções que atendam às necessidades reais dos pacientes e de todos os atores ligados à odontologia. A inovação não ocorre como um evento isolado, mas como um processo contínuo, impulsionado pela colaboração entre universidades, empresas, governo e sociedade. Ele nos mostra que a inovação é complexa e multifacetada, abrangendo desde melhorias incrementais até avanços disruptivos que podem redefinir práticas e paradigmas.

No campo da odontologia, Victor Hugo destaca a importância da sinergia entre os diferentes atores do ecossistema. Dentistas, pesquisadores, gestores, investidores e pacientes são alguns dos personagens dessa rede complexa, cujas interações são essenciais para o florescimento da inovação.

O livro também oferece uma análise criteriosa do ecossistema de inovação em odontologia no Brasil, apontando os desafios enfrentados e as oportunidades que se apresentam. Victor também discute estratégias para fomentar a inovação corporativa no setor, sugerindo caminhos para que as organizações possam se adaptar e prosperar em um ambiente em constante mudança.

Olhando para o futuro, o autor explora tendências e perspectivas que poderão influenciar o ecossistema de inovação em odontologia. Ele nos convida a refletir sobre como podemos contribuir para esse futuro, seja por meio da pesquisa, da prática clínica ou da gestão.

Por fim, *O ecossistema de inovação em odontologia* nos brinda com casos e histórias de sucesso que ilustram o impacto positivo da inovação. Essas narrativas são fontes de inspiração e demonstram que com ação e, principalmente, colaboração é possível alcançar resultados extraordinários.

Como amigo e colega da área da saúde, sinto-me honrado em recomendar esta obra. Que ela sirva como uma bússola para navegar no vasto oceano da inovação e que inspire cada leitor a contribuir para um futuro mais brilhante da odontologia.

Boa leitura!

Dr. Marcelo Tournier

Médico, cientista de dados e especialista em processamento de linguagem natural no Vale do Silício, EUA.

A Deus, pelo sustento, graça e misericórdia.

Ao meu saudoso pai, Paulinho "Caixa Forte". Antes da sua partida, costumava dizer aos amigos que tinha um filho palestrante, rico e famoso. Pai, espero que este livro possa me ajudar a ser um palestrante melhor. Quanto ao "rico" e "famoso", eu recebo e deixo guardado no seu imaginário paterno para a eternidade.

Quem não experimenta as lentes do futuro, enxerga o presente com os óculos do passado.

(Victor Hugo Ribeiro)

SUMÁRIO

1
INTRODUÇÃO.. 11

2
O QUE É INOVAÇÃO.. 15

3
0COMPREENDENDO UM ECOSSISTEMA DE INOVAÇÃO...26

4
OS ECOSSISTEMAS DE INOVAÇÃO E O
DESENVOLVIMENTO ECONÔMICO..............................32

5
OS ATORES DO ECOSSISTEMA DE INOVAÇÃO EM
ODONTOLOGIA..42

6
AS RELAÇÕES ENTRE OS ATORES NO ECOSSISTEMA DA
ODONTOLOGIA..57

7
ANÁLISE ATUAL DO ECOSSISTEMA DE INOVAÇÃO EM
ODONTOLOGIA NO BRASIL..71

8
A GOVERNANÇA DE UM ECOSSISTEMA DE INOVAÇÃO.....94

9
INOVAÇÃO CORPORATIVA NA ODONTOLOGIA.......101

10
**PERSPECTIVAS FUTURAS PARA OS LÍDERES
INOVADORES DA ODONTOLOGIA 4.0**..114

11
**TRÊS DICAS DE OURO PARA QUEM QUER SE
DIFERENCIAR NA ODONTOLOGIA ATRAVÉS DA
INOVAÇÃO**..125

12
**VITRINE DO ECOSSISTEMA DE INOVAÇÃO EM
ODONTOLOGIA NO BRASIL**...130

MENSAGEM FINAL DO AUTOR...178

CONECTE-SE COMIGO:..179

1

INTRODUÇÃO

Bem-vindo a *O ecossistema de inovação em odontologia: uma jornada de descobertas, aprendizados e ação*. Se você chegou aqui é porque está de alguma forma ligado(a) ao setor da odontologia e quer entender o que é um ecossistema de inovação e o que isso pode trazer de benefício para você ou para a sua organização. Pode ser também que você não tenha nenhuma relação com a odontologia, mas se interessa por inovação e/ou por ecossistemas. Este livro aborda o ecossistema de inovação no setor da odontologia, mas a lógica se adapta a qualquer outra área, ainda que tenham atores diferentes. O importante é saber que, independentemente do seu setor ou da sua atuação, aqui você vai encontrar conceitos e insights valiosos para que possa buscar os melhores caminhos para empreender e inovar.

Este livro foi elaborado para guiar empreendedores(as), gestores(as) de clínicas, executivos(as) da indústria odontológica e todos(as) aqueles(as) envolvidos(as) nesse setor, por um caminho de exploração e transformação através da inovação. A jornada que propomos não é apenas uma viagem através de conceitos e teorias, mas um mergulho profundo em um mundo pouco conhecido por aqueles que atuam no setor, revelando oportunidades e possibilidades que muitos nem imaginam.

Como dentista de formação e consultor de estratégia e inovação corporativa, conheço a importância da inovação nas estratégias de qualquer organização ligada à odontologia. Mas essa percepção eu só passei a ter depois que entrei no mercado de consultoria. Quando saí da faculdade, como dentista, não tinha a menor ideia de nada disso. Na verdade, a faculdade me formou um excelente técnico, mas muito distante desse universo do empreendedorismo e da inovação. Tudo o que sei, aprendi na prática, errando e acertando, muitas vezes sob olhares desconfiados por ser um profissional da saúde (ainda mais sendo um dentista). Como assim, um dentista fazendo consultoria de inovação? O fato é que hoje consigo olhar o mercado corporativo, em qualquer área, identificar oportunidades e

O ECOSSISTEMA DE INOVAÇÃO EM ODONTOLOGIA

desafios, e correlacionar com a área da saúde, mais especificamente com a odontologia.

Eu participei de alguns projetos de mapeamento e gestão de ecossistemas de inovação pelo Brasil. Esse ambiente é complexo e multifacetado, envolvendo uma gama de atores, desde pessoas (acadêmicos, profissionais e executivos), até empresas, entidades e organizações do terceiro setor. Cada um desses atores desempenha um papel importante no processo de inovação, trazendo perspectivas únicas e essenciais. O entendimento profundo de um ecossistema de inovação é crucial, pois ele define o cenário onde a inovação acontece e traz resultados.

Desejo que este livro seja um norteador para aqueles que buscam não apenas entender esse universo dinâmico, mas também trabalhar ativamente em seu desenvolvimento e expansão. Um percurso que você leitor(a) percorrerá, começando com o entendimento fundamental do que constitui um ecossistema de inovação, passando pela descoberta de como esses conceitos se aplicam especificamente na odontologia e culminando com oportunidades e estratégias práticas para cultivar um ambiente inovador em sua própria organização, mercado ou setor.

Espero que as descobertas que você fará ao longo deste livro sejam inspiradoras. Você vai aprender que ninguém consegue inovar sozinho e que a inovação em um setor só vai acontecer se houver interação e colaboração entre seus atores, sejam eles pessoas ou empresas e organizações. Na odontologia, estão acontecendo inovações incríveis, não somente em materiais e equipamentos, mas também em novos modelos de negócios e novas abordagens utilizando tecnologias exponenciais. Inovações que vão desde a aplicação da inteligência artificial no diagnóstico e tratamento odontológico, passando pelo uso da impressão 3D, até a integração da inovação com práticas de gestão avançadas para melhorar a eficiência operacional das grandes redes de clínicas. Essas descobertas abrem portas para novas maneiras de pensar e operar no setor odontológico, desafiando o modelo mental tradicional e encorajando um espírito de colaboração para inovação contínua entre seus atores.

Os aprendizados também são um componente essencial desta jornada. Através deste livro, você encontrará insights sobre a importância da colaboração interdisciplinar, entenderá como cultivar uma cultura de inovação dentro de uma organização e aprenderá estratégias para implementar mudanças efetivas e com resultados sustentáveis. Esses aprendizados não são somente teóricos, eles são baseados em minha experiência prática e em estudos de caso reais, proporcionando uma compreensão profunda do ecossistema de inovação em odontologia.

Por fim, desejo que esta obra não seja um livro apenas para ser lido e guardado, mas que ele possa ser um guia para a ação das pessoas que desejam fazer diferente e gerar impacto no setor da odontologia. Equipado(a) com o conhecimento e as estratégias abordadas aqui, você estará preparado(a) para aplicar as ideias, impulsionar a inovação em sua prática clínica ou em uma organização, e contribuir significativamente para o avanço da odontologia. Seja você um(a) dentista empreendedor(a) buscando inovar em sua prática diária, um(a) executivo(a) em uma empresa de equipamentos odontológicos procurando melhorar a eficiência operacional da companhia através da inovação, ou um(a) gestor(a) em uma rede de clínicas odontológicas querendo se diferenciar no mercado, saiba que este livro oferece insights práticos para transformar suas ideias em ações concretas.

Prepare-se para explorar novos territórios, desafiar o *status quo* do setor odontológico e ser inspirado(a) a agir. Juntos, vamos mergulhar nos conceitos de um ecossistema de inovação e descobrir como você pode ser parte integrante e ativa desse universo.

Boa leitura!

2

O QUE É INOVAÇÃO

Inovação, um termo amplamente discutido e valorizado na atualidade, é frequentemente associado ao uso de novas tecnologias e à criação de produtos revolucionários. Muitas vezes confundida com invenção, ou alguma coisa que só os gênios e as grandes empresas podem e devem fazer. No entanto, seu verdadeiro significado vai muito além. Inovar, de forma bem simples para ficar mais fácil de entender, significa fazer as coisas de uma maneira diferente, utilizando a criatividade, para obter resultados melhores. É um processo que demanda não apenas a implementação de novas ideias, mas também a obtenção de resultados tangíveis que agreguem valor. Portanto, fazer algo diferente sem gerar resultados significativos não pode ser considerado inovação. Que este seja então o primeiro grande aprendizado deste livro: o RESULTADO é que vai definir se algo é inovador ou não. Guardem isso!

A tecnologia, embora desempenhe um papel crucial no processo da inovação, não é sinônimo de inovação por si só. Ela é um meio através do qual a inovação pode ser alcançada e ganhar escala, e não um fim. A aquisição de novas tecnologias, sem a aplicação estratégica, sem a mudança nos processos e na maneira de pensar dos colaboradores, não necessariamente transforma uma organização em inovadora. A inovação tem uma relação muito mais profunda com a mentalidade — o *mindset* — dos indivíduos dentro da organização do que simplesmente com as ferramentas tecnológicas à disposição.

O livro *DNA do inovador*, de Clayton M. Christensen, Jeff Dyer e Hal Gregersen, mostra que a inovação pode ser implementada e aprimorada em qualquer indivíduo ou organização. A obra identifica cinco habilidades essenciais que os inovadores de sucesso compartilham: associação, questionamento, observação, experimentação e construção de redes. Essas habilidades, quando combinadas, formam o DNA da inovação, capacitando indivíduos a gerar ideias disruptivas que podem transformar empresas e mercados.

Uma das principais lições do *DNA do inovador* é a importância do questionamento no processo de inovação. Os inovadores bem-

-sucedidos são aqueles que questionam constantemente o *status quo* e se perguntam como as coisas podem ser feitas de maneira diferente e melhor (resultado). Essa postura inquisitiva abre caminho para novas ideias e soluções que desafiam as práticas convencionais. Além disso, o livro enfatiza como a observação atenta do mundo ao redor pode inspirar inovações significativas. Ao observar clientes, produtos, empresas e tecnologias, os inovadores conseguem identificar novas maneiras de resolver problemas e atender às necessidades não satisfeitas do mercado.

A experimentação é outra habilidade crucial destacada no livro, sugerindo que a disposição para testar ideias por meio de protótipos rápidos e iterações é fundamental para o desenvolvimento de inovações práticas. Além disso, a construção de redes diversificadas que conectam ideias e perspectivas variadas também é essencial para fomentar a criatividade e a inovação. Ao reunir diferentes pontos de vista e competências, os inovadores podem combinar conhecimentos de maneiras únicas, levando a soluções inovadoras. Um ecossistema é um exemplo de uma rede.

Já Adam Grant, em *Originals*, vai além e discute a importância de questionar o *status quo* e de abraçar o novo, argumentando que a originalidade é um componente-chave da inovação. Grant destaca que ser original não significa apenas ser o primeiro, mas ser diferente e melhor (resultado). Isso reforça a ideia de que inovar requer uma disposição para desafiar as normas existentes e buscar soluções únicas que ofereçam melhorias significativas (resultado).

As "Organizações Exponenciais", conforme descrito por Salim Ismail, Yuri van Geest e Michael S. Malone, são aquelas que conseguem escalar seu impacto a um ritmo muito mais rápido do que as empresas tradicionais, graças ao aproveitamento de tecnologias exponenciais. No entanto, o diferencial dessas organizações não reside apenas na tecnologia em si, mas em seu modelo de gestão, cultura organizacional e abertura à inovação e à colaboração. Isso ilustra que, mesmo nas organizações que mais rapidamente capitalizam sobre as inovações tecnológicas, a verdadeira essência da inovação é cultural e comportamental.

Um dos insights mais poderosos do livro que leva esse mesmo nome é a ideia de que as organizações exponenciais conseguem sua vantagem competitiva não apenas através da adoção de tecnologias, mas também por meio de uma cultura organizacional que promove a inovação, a experimentação e a adaptação rápida às transformações do mercado. O livro argumenta que o sucesso dessas organizações reside em sua capacidade de operar com flexibilidade, aproveitando recursos e talentos, e de engajar comunidades e clientes de maneira profunda. Ao fazer isso, as organizações são capazes de responder rapidamente às mudanças no mercado e explorar novas oportunidades com agilidade e eficácia, algo que as organizações tradicionais não conseguem fazer.

Através de estudos de caso e exemplos reais, os autores enfatizam que a chave para o sucesso na economia atual não são apenas as tecnologias em si, mas como as organizações as utilizam para criar valor de maneira exponencial. Ao abraçar a mentalidade inovadora, as empresas podem se posicionar para liderar o mercado em transformação.

Portanto, um profissional tradicional, alheio às transformações do mercado e preso a um pensamento retrógrado, linear e previsível, não será considerado inovador apenas por adquirir as tecnologias mais avançadas do mercado. Por outro lado, um profissional que exibe criatividade, espírito empreendedor, habilidade em resolver problemas e está atento às mudanças, aberto ao aprendizado e à colaboração pode se destacar como um profissional inovador, mesmo sem o uso da tecnologia. Na odontologia existe o termo "Odontologia Digital", que corresponde basicamente a uma odontologia praticada com uso de tecnologias de última geração. A pergunta que fica é: um dentista tradicional, formado há trinta anos e com a "cabeça fechada" para as mudanças do mundo atual será inovador simplesmente se um

O ECOSSISTEMA DE INOVAÇÃO EM ODONTOLOGIA

dia investir na aquisição da tecnologia para praticar a Odontologia Digital? Certamente que não! Para ser inovador esse profissional deveria ser um "Dentista Digital", com *mindset* e espírito empreendedor, criativo e com a capacidade de olhar para os desafios e as "dores" do mercado e enxergar oportunidades. Quando juntamos esse perfil de dentista com a tecnologia, aí sim estamos diante do "mundo ideal".

Em suma, a inovação é um fenômeno complexo que transcende a simples adoção de tecnologias avançadas. E isso vale para as organizações também: não adianta se dizer inovadora e implantar todas as tecnologias de última geração, e não ter uma cultura e o DNA da inovação. Inovação não é sinônimo de tecnologia e nem depende da tecnologia. É um processo intrinsecamente humano que requer uma mudança de *mindset* (modelo mental ou a maneira como você pensa sobre determinada coisa ou assunto), uma cultura que valorize a criatividade, a experimentação e a busca constante por melhorias, sem "abrir mão" dos resultados. As pessoas e organizações que compreendem e vivenciam esses princípios são os verdadeiros agentes de transformação em um ecossistema de inovação.

2.1 Tipos de inovação

Cada tipo de inovação desempenha um papel importante na transformação de uma organização, setor ou mercado. E não quer dizer que necessariamente aconteçam de formas separadas. Podemos aplicar mais de um tipo de inovação em um projeto, por exemplo. Entender essas diferentes categorias ajuda pessoas e organizações a identificarem oportunidades de inovação mais claramente e a desenvolverem estratégias mais eficazes para sua implementação.

A seguir, exploraremos os tipos de inovação mais conhecidos, respaldados pelas principais referências no assunto.

- **Inovação incremental:** esse tipo de inovação refere-se a melhorias contínuas em produtos, serviços ou processos existentes. Empresas como a Toyota, com seu famoso sistema de produção enxuta (*Lean Manufacturing*), exemplificam como pequenas melhorias contínuas podem levar a significativas vantagens competitivas. A inovação incremental é fundamental para manter a relevância no mercado, melhorando a eficiência e a satisfação do cliente sem alterar drasticamente a estrutura operacional existente. Por se tratar de melhorias no "core" do negócio, o risco nesse tipo de inovação é reduzido.

- **Inovação radical:** contrapondo-se à inovação incremental, a inovação radical traz mudanças revolucionárias que frequentemente criam novos mercados ou transformam os mercados existentes. Referências como o trabalho de Clayton Christensen sobre "Inovação Disruptiva" detalham como inovações radicais, como a internet, não apenas criam novos paradigmas, mas também desafiam tecnologias e modelos de negócios estabelecidos. Essas inovações exigem uma visão de longo prazo e uma disposição para assumir riscos significativos.

- **Inovação disruptiva:** a inovação disruptiva descreve uma nova tecnologia ou modelo de negócio que criam novos mercados e desafiam os líderes de mercados tradicionais e estabelecidos. Exemplos incluem o Airbnb no setor de hospedagem e o Spotify na indústria musical. Essa forma de inovação é particularmente desafiadora para as empresas existentes (hotéis, no caso do Airbnb, por exemplo), pois requer que elas reavaliem e muitas vezes alterem radicalmente suas operações e estratégias.

- **Inovação no modelo de negócios:** esse tipo foca a mudança de como os negócios são conduzidos, em termos de criação, entrega e captura de valor. O modelo de negócios por assinatura da Netflix, que transformou a indústria de entretenimento, é um exemplo clássico. A inovação de modelo de negócios pode oferecer novas formas de satisfazer as necessidades dos clientes, muitas vezes com eficiência e custos significativamente reduzidos. Antes para assistir a um filme você tinha que alugar uma fita VHS na locadora e pagar pela diária de cada fita. Hoje você pode assistir a quantos filmes quiser pela Netflix pagando somente uma mensalidade.

- **Inovação aberta:** popularizada por Henry Chesbrough, a inovação aberta descreve a prática de empresas que não dependem apenas de seu próprio P&D, mas também incorporam ideias externas e soluções de outros atores do ecossistema em seus projetos de inovação. Essa abordagem reconhece que ninguém consegue inovar sozinho e que o conhecimento que existe fora das fronteiras organizacionais pode ser capitalizado por meio de colaborações, parcerias e até aquisições.

- **Inovação social:** refere-se às novas estratégias, conceitos e ideias de organizações que atendem às necessidades sociais e fortalecem a sociedade civil. Empresas que buscam resolver problemas sociais por meio de abordagens inovadoras são exemplos principais dessa categoria.

- **Inovação sustentável:** esse tipo de inovação foca o desenvolvimento de soluções que atendam às necessidades presentes sem comprometer as gerações futuras. Ela abrange a criação de produtos, processos e políticas que reduzam o impacto ambiental e promovam a responsabilidade social corporativa. Empresas como a Patagônia, que se compromete com a sustentabilidade em todos os aspectos de suas operações, são líderes nesse mercado.

2.2 As quatro hélices da inovação

A teoria das "Hélices da Inovação" propõe um modelo de interação entre diferentes setores — universidade, empresa, governo e, em modelos mais recentes, a sociedade — para fomentar a inovação. Essa abordagem multidimensional reconhece que a inovação não ocorre isoladamente, mas é o resultado de um esforço colaborativo entre diferentes atores, cada um contribuindo com recursos únicos e perspectivas essenciais para o processo de inovação.

- **Universidade:** tradicionalmente vista como o berço do conhecimento e da pesquisa, a universidade desempenha um papel crucial no fornecimento da base científica e tecnológica sobre a qual a inovação é construída. Além de gerar novos conhecimentos através da pesquisa, as universidades são responsáveis pela formação de profissionais altamente qualificados e pela criação de um ambiente onde ideias inovadoras podem ser exploradas e desenvolvidas. A colaboração com empresas e governos permite que as descobertas acadêmicas sejam transformadas em aplicações práticas, promovendo desenvolvimento econômico e social.

- **Empresa:** o setor empresarial é o motor que transforma o conhecimento e as inovações em produtos, serviços e processos que geram valor econômico. As empresas investem em pesquisa e desenvolvimento, adaptam e aplicam inovações para criar novos mercados ou melhorar a sua eficiência operacional. A colaboração com universidades

O ECOSSISTEMA DE INOVAÇÃO EM ODONTOLOGIA

e governos facilita o acesso a conhecimentos avançados e a ambientes regulatórios favoráveis, enquanto a interação com a sociedade assegura que as inovações atendam às necessidades e expectativas dos consumidores.

- **Governo:** o governo atua como um facilitador e regulador do ecossistema de inovação, criando um ambiente propício ao desenvolvimento tecnológico através de políticas públicas, regulamentações e incentivos fiscais. O investimento em educação, pesquisa e infraestrutura é fundamental para sustentar a inovação, assim como políticas que promovam a colaboração entre universidades e a indústria. Além disso, o governo tem um papel importante na garantia de que os benefícios da inovação sejam amplamente distribuídos na sociedade.

- **Sociedade:** a inclusão da sociedade como uma quarta hélice reconhece a importância dos consumidores, comunidades e organizações não governamentais no processo de inovação. A participação da sociedade não apenas proporciona insights valiosos sobre as necessidades e desafios reais, mas também garante que a inovação seja conduzida de maneira ética e sustentável. A interação com universidades, empresas e governos permite que a voz da sociedade seja ouvida, influenciando a direção da pesquisa e desenvolvimento e garantindo que as inovações sejam socialmente responsáveis e inclusivas.

2.3 A demanda crescente por inovação na odontologia

A odontologia está experimentando uma demanda crescente por inovação, impulsionada pelas necessidades em toda a cadeia do setor. Essa demanda por inovação é alimentada por uma série de fatores críticos que estão transformando o setor e definindo novos padrões.

- **Demanda dos pacientes**

Os pacientes de hoje estão mais informados e exigentes do que nunca, buscando tratamentos que não só atendam às suas necessidades clínicas, mas que também se alinhem com suas preferências por procedimentos personalizados, eficientes e minimamente invasivos. A preferência crescente por estética dental e soluções menos invasivas está direcionando a demanda por tecnologias avançadas e abordagens inovadoras no tratamento odontológico, colocando os pacientes no centro do processo de inovação.

- **Demanda da concorrência**

O mercado odontológico está experimentando um nível de competição sem precedentes. A intensificação da concorrência entre indústrias, operadoras de planos odontológicos, dentais, e grandes redes de clínicas e franquias está impulsionando a busca por diferenciação através da inovação. Novos modelos de negócios, produtos, serviços, equipamentos, processos e métodos estão sendo desenvolvidos como uma forma de se destacar em um mercado cada vez mais competitivo.

- **Demanda pelo uso das novas tecnologias**

Os avanços tecnológicos, particularmente nas áreas da impressão 3D e da inteligência artificial, estão revolucionando a odontologia.

O ECOSSISTEMA DE INOVAÇÃO EM ODONTOLOGIA

A adoção dessas tecnologias está se tornando indispensável para melhorar a precisão dos diagnósticos e a eficiência dos tratamentos. Essas tecnologias oferecem possibilidades extraordinárias para a personalização do tratamento, permitindo a criação de soluções sob medida que atendem às especificidades e às necessidades de cada paciente. O setor da odontologia não pode pensar em se desenvolver e evoluir sem considerar as tecnologias exponenciais. Não é mais questão de "se vai popularizar", e sim de "quando vai se popularizar". É só uma questão de tempo, e "fechar os olhos" fingindo que nada vai acontecer não parece ser a melhor escolha.

- **Demanda por eficiência operacional**

A necessidade de eficiência operacional também é uma demanda significativa por inovação na odontologia. Em um setor onde o tempo e a precisão são essenciais, a busca por métodos que otimizem o tempo de tratamento e aprimorem a gestão clínica se tornou uma prioridade. A inovação, nesse contexto, não se limita ao desenvolvimento de novas tecnologias, mas também abrange a introdução de processos que podem reduzir custos, melhorar o fluxo de trabalho e aumentar a satisfação do paciente. Isso inclui desde sistemas de gestão clínica mais eficientes até técnicas de marketing diferenciadas.

Como podemos ver, a odontologia está passando por uma era de inovação sem precedentes, impulsionada pelas demandas dos pacientes, pela concorrência acirrada, pelos avanços tecnológicos e pela necessidade de eficiência operacional. Todos esses desafios podem se apresentar como oportunidades para quem deseja empreender na odontologia, sendo profissional da área ou não, visto que os desafios ultrapassam a dimensão da odontologia enquanto ciência e profissão.

3

COMPREENDENDO UM ECOSSISTEMA DE INOVAÇÃO

O ECOSSISTEMA DE INOVAÇÃO EM ODONTOLOGIA

O ecossistema de inovação é um conceito importante para qualquer profissional ou organização que busca se renovar e se manter relevante em um mundo em constante mudança. Este capítulo visa oferecer uma visão detalhada de um ecossistema, destacando sua natureza dinâmica, as forças que o impulsionam e como ele se manifesta especificamente na odontologia.

Um ecossistema refere-se a um ambiente dinâmico e interconectado, composto por diversos atores e entidades que colaboram para fomentar a inovação. A principal característica de um ecossistema é a colaboração. Essa sinergia entre diferentes atores, incluindo academia, indústria, governo e sociedade civil, é o que permite que a inovação aconteça em um setor, onde cada ator contribui com recursos, conhecimento e habilidades únicas.

O ecossistema de inovação pode ser comparado a um ecossistema biológico, que é entendido, resumidamente, como um conjunto complexo de relações entre recursos vivos, hábitats e habitantes de uma área, cuja função é manter um estado de equilíbrio sustentável. Já um ecossistema de inovação se caracteriza por um conjunto de relações complexas que se formam entre os atores que estão envolvidos para viabilizar o desenvolvimento tecnológico e a inovação de uma empresa, setor ou território. Dessa forma, pode-se entender que os diversos ecossistemas são vistos como resultado das relações de interações entre seus atores, tendo cada ator seu papel no processo.

Também como o ecossistema biológico, um ecossistema de inovação não é estático; ele evolui constantemente, adaptando-se a novos desafios, tecnologias e necessidades. As inovações surgem dessa dinâmica colaborativa, levando a soluções que podem ser mais abrangentes, sustentáveis e impactantes.

Como já vimos anteriormente, em um mundo onde as mudanças são rápidas e contínuas, cultivar uma cultura de inovação é essencial para se manter relevante e competitivo. Nesse contexto, um ecossistema de inovação desempenha um papel crucial, pois conecta a organização a um fluxo dinâmico de ideias, tecnologias e parcerias. Entretanto, para que uma cultura de inovação prospere, é necessário criar um ambiente organizacional que valorize os pontos de vista, a colaboração e a disposição para experimentar. Isso significa não apenas encorajar a inovação internamente, mas também buscar ativamente colaborações externas. Por exemplo, a Natura, uma gigante na área de cosméticos, tem se destacado por sua abordagem aberta à inovação, colaborando com startups e instituições de pesquisa para desenvolver produtos sustentáveis.

Portanto, um ecossistema de inovação eficaz é mais do que apenas um aglomerado de empresas e instituições. É um ambiente dinâmico e interconectado, composto por diversos atores e entidades que colaboram para fomentar a inovação. Seja no Brasil, com seus parques tecnológicos e iniciativas de inovação aberta, ou em outros lugares do mundo com ecossistemas estabelecidos, como o Vale do Silício, a lição é clara: para manter a relevância e impulsionar o crescimento sustentável, as organizações devem se inserir ativamente em ecossistemas de inovação e desenvolver internamente uma cultura que abrace a mudança, a colaboração e a criatividade.

3.1 Especificidades do ecossistema de inovação em saúde

No contexto da saúde, os ecossistemas de inovação são particularmente complexos devido à natureza crítica e sensível do setor. Aqui, a inovação não se limita apenas ao desenvolvimento de novos medicamentos ou equipamentos médicos, mas também engloba melhorias em sistemas de prestação de cuidados, modelos de financiamento da saúde, políticas de saúde pública, e práticas de prevenção e tratamento. A interação entre regulamentações rigorosas, necessidades clínicas, avanços tecnológicos e expectativas dos pacientes cria um ambiente desafiador, porém extremamente propício às inovações.

O ECOSSISTEMA DE INOVAÇÃO EM ODONTOLOGIA

Além disso, as inovações no campo da saúde requerem uma abordagem multidisciplinar com profissionais de outras áreas. Elas podem incluir desde a adoção de tecnologias para melhorar o atendimento ao paciente, até a reformulação de políticas de saúde para atender melhor às necessidades da população. Somente um conjunto de profissionais da saúde, ainda que de diferentes áreas (da saúde), não daria conta de resolver essas demandas sozinhos.

Outro aspecto crucial dos ecossistemas de inovação em saúde é a colaboração entre diferentes atores, incluindo instituições de ensino e pesquisa, indústria farmacêutica, prestadores de serviços de saúde, e órgãos governamentais. Essa colaboração é essencial para desenvolver e implementar inovações que podem efetivamente resolver os complexos desafios de saúde. Por exemplo, parcerias público-privadas podem acelerar o desenvolvimento de novos tratamentos e tecnologias, ao mesmo tempo em que garantem que essas inovações sejam acessíveis e atendam às necessidades da sociedade.

Vale ressaltar que a participação e o engajamento dos pacientes nos projetos de inovação está se tornando cada vez mais importante. Os pacientes não são apenas receptores passivos de cuidados de saúde, eles têm um papel ativo a desempenhar, fornecendo feedback valioso e participando em estudos clínicos e grupos de pesquisa. Isso está levando a uma nova era de "saúde centrada no paciente", onde as experiências e necessidades dos pacientes ajudam a moldar o desenvolvimento de novas soluções em saúde.

Finalmente, a sustentabilidade é um aspecto emergente nos ecossistemas de inovação em saúde. Com o aumento da conscientização sobre os impactos ambientais do setor da saúde, há uma crescente demanda por práticas sustentáveis, desde a produção de medicamentos até a gestão de resíduos hospitalares. Isso abre novas oportunidades para inovar de maneira que não apenas melhore a saúde dos pacientes, mas também proteja o meio ambiente.

3.2 Particularidades do ecossistema de inovação em odontologia

O ecossistema de inovação em odontologia também possui suas especificidades e desafios. Ele abrange o desenvolvimento de novas técnicas e materiais, e a integração da odontologia com tecnologias exponenciais como a inteligência artificial, a teleodontologia e a impressão 3D.

A colaboração entre os profissionais da odontologia e os demais atores do ecossistema é fundamental na agenda de inovação do setor. Essa interação multidisciplinar é o que vai impulsionar projetos de inovação que irão melhorar a odontologia enquanto ciência, e ampliará sua acessibilidade e a sustentabilidade em toda a cadeia. Somente por meio dessas parcerias estratégicas e do compartilhamento de conhecimentos e recursos é que será possível acelerar o processo de inovação no setor.

Além disso, se faz necessária uma discussão ampla com todos os atores do ecossistema e com a sociedade, sobre a adoção das tecnologias exponenciais, que podem democratizar os cuidados odontológicos, tornando-os mais acessíveis a toda a sociedade. A teleodontologia, por exemplo, que permite consultas e acompanhamentos à distância, superando barreiras geográficas e facilitando o acesso a orientações e diagnósticos especializados. Isso representaria um avanço significativo na promoção da saúde bucal e na prevenção de doenças, especialmente em comunidades com acesso limitado a serviços odontológicos. E, assim como a teleodontologia, se faz necessário discutir sobre a inteligência artificial, o metaverso, a realidade aumentada e outras tecnologias. Todos esses desafios podem servir de oportunidades para o empreendedorismo e a inovação no setor.

O ecossistema de inovação em odontologia então é marcado por uma constante busca por melhorias em toda a cadeia, impulsionada pela colaboração entre seus diversos atores e pela integração de tecnologias avançadas. Esse ambiente desafiador e propício à inovação contribui para a sustentabilidade e eficiência do setor, atendendo de forma mais eficaz às necessidades da área em um mundo cada vez mais conectado e em rápida transformação.

4

OS ECOSSISTEMAS DE INOVAÇÃO E O DESENVOLVIMENTO ECONÔMICO

O ECOSSISTEMA DE INOVAÇÃO EM ODONTOLOGIA

Os ecossistemas de inovação desempenham um papel crucial no progresso tecnológico, econômico e social, especialmente em campos como a saúde, onde a inovação contínua é essencial para melhorar os cuidados e serviços prestados. Nesses ecossistemas, a inovação não é um evento isolado, mas um processo contínuo alimentado pela colaboração entre diferentes atores, incluindo instituições de pesquisa, empresas de tecnologia, profissionais de saúde e órgãos reguladores. Essa sinergia é essencial para a criação de soluções inovadoras que atendam às necessidades emergentes na área da saúde, levando a melhorias significativas nos cuidados e serviços prestados.

Também na área da saúde, onde as demandas e desafios estão em constante evolução, os ecossistemas de inovação permitem uma resposta rápida e eficaz a essas mudanças. Eles facilitam a incorporação de novas tecnologias e práticas, adaptando-se às novas realidades do setor. Isso é especialmente relevante na odontologia, onde os avanços tecnológicos têm o potencial de transformar o setor, melhorando a experiência do paciente e a eficácia dos tratamentos. O desenvolvimento contínuo de novos materiais, técnicas e tecnologias de diagnóstico é um exemplo claro de como a inovação, impulsionada por esses ecossistemas, pode elevar o padrão de cuidado.

Além disso, os ecossistemas de inovação são vitais para fomentar um ambiente econômico robusto, estimulando o crescimento de novas empresas e a criação de empregos. No setor odontológico, isso pode se traduzir em novos negócios, desde startups focadas em soluções digitais até grandes corporações investindo em pesquisa e desenvolvimento e originando novos serviços e produtos. Esse dinamismo garante que o setor continue a evoluir para atender às expectativas e necessidades de toda a cadeia, de maneira eficiente e inovadora.

4.1 Benefícios de um ecossistema de inovação estruturado

- **Fomento à colaboração e sinergia**

Um ecossistema robusto promove colaborações entre seus atores, reunindo diferentes habilidades, conhecimentos e recursos. Isso estimula a sinergia, que é fundamental para inovações complexas, especialmente em campos que exigem integração de múltiplas áreas de conhecimento.

Como já vimos, a colaboração é condição basilar em todo ecossistema de inovação. Quando profissionais de diversas áreas e organizações unem forças, o resultado é uma abordagem mais holística para resolver problemas de forma inovadora. Cada ator traz uma perspectiva única, enriquecendo o processo de inovação com uma variedade de ideias, habilidades e experiências.

Por exemplo, no desenvolvimento de novas tecnologias na odontologia, a colaboração entre dentistas, engenheiros e programadores pode levar ao desenvolvimento de soluções mais complexas e mais eficientes. Da mesma forma, a parceria entre universidades, pesquisadores, indústrias e dentistas pode resultar em materiais mais duráveis e biocompatíveis. Essas colaborações abrem novos caminhos para os profissionais do setor.

Já a sinergia é o produto natural de colaborações efetivas. Em um ecossistema de inovação, a sinergia se manifesta quando a soma das contribuições individuais resulta em algo maior e mais impactante do que cada contribuição isolada. Para inovações complexas, especialmente aquelas que requerem a integração de várias áreas de conhecimento, a sinergia também é um componente indispensável.

Tomemos como exemplo o campo da inteligência artificial (IA) aplicada à odontologia. A combinação de conhecimentos em IA, prática clínica e análise de dados pode levar ao desenvolvimento de sistemas de diagnóstico capazes de identificar patologias com alta precisão e agilidade.

Em resumo, o fomento à colaboração e sinergia em um ecossistema de inovação é vital para gerar avanços significativos, especialmente em áreas complexas como a odontologia. Ao reunir diferentes habilidades, conhecimentos e recursos, é possível criar um ambiente onde as inovações acontecem de fato.

- **Aceleração da inovação**

A aceleração da inovação é um dos benefícios mais significativos de um ecossistema de inovação bem estruturado, especialmente em setores dinâmicos e de alta importância como a saúde. Em um mundo onde as demandas e desafios estão em constante evolução, a capacidade de compartilhar rapidamente ideias e aprimorá-las é crucial para acelerar o processo de descobertas.

Dentro de um ecossistema de inovação, as ideias não têm valor quando pensadas isoladamente. Elas são constantemente compartilhadas, discutidas e aprimoradas através da colaboração entre diferentes atores, como instituições de pesquisa, empresas de tecnologia, profissionais de saúde e pacientes. Essa troca constante de informações e experiências permite que as ideias sejam refinadas e implementadas mais rapidamente, acelerando o ciclo de inovação.

Por exemplo, em resposta à pandemia de covid-19, vimos uma colaboração sem precedentes entre cientistas, empresas farmacêuticas e governos, levando ao desenvolvimento e distribuição acelerada de vacinas. Esse é um exemplo claro de como a interconexão em um ecossistema de inovação pode acelerar significativamente a resposta a uma crise de saúde.

Na saúde, a capacidade de desenvolver rapidamente novos tratamentos, medicamentos e tecnologias pode melhorar significativamente a qualidade de vida dos pacientes. Em um ecossistema de inovação, os avanços na área da saúde podem ser rapidamente traduzidos em aplicações práticas, beneficiando pacientes em todo o mundo. Um exemplo disso é o desenvolvimento de tecnologias de telessaúde, que se acelerou significativamente nos últimos anos. A capacidade de oferecer consultas e monitoramento remoto não só tornou o atendimento de saúde mais acessível, mas também melhorou a eficiência do cuidado ao paciente, especialmente em áreas remotas ou carentes de recursos.

- **Melhoria na eficiência operacional**

A melhoria na eficiência operacional é um dos resultados mais tangíveis e impactantes de um ecossistema de inovação efetivamente orquestrado. Em ambientes onde diferentes entidades colaboram e compartilham recursos, observa-se uma otimização significativa dos processos e uma consequente redução de custos. Essa dinâmica se revela especialmente vantajosa em setores onde a pesquisa e o desenvolvimento (P&D) são cruciais.

As parcerias entre instituições acadêmicas e as indústrias são um exemplo clássico de como a colaboração dentro de um ecossistema pode levar a uma eficiência operacional aprimorada. Instituições acadêmicas muitas vezes possuem conhecimento técnico e recursos de pesquisa avançados, enquanto as indústrias dispõem de capital, capacidades de produção, marketing e distribuição. Ao unir forças, esses atores podem reduzir significativamente os custos associados à pesquisa e ao desenvolvimento de novos produtos ou tecnologias.

Um exemplo notável pode ser encontrado nas colaborações em biotecnologia, onde universidades e empresas farmacêuticas se unem para desenvolver novos medicamentos. As universidades fornecem a expertise e a infraestrutura de pesquisa, enquanto as empresas contribuem com recursos financeiros e experiência em regulamentações e comercialização. Essa sinergia reduz os custos globais envolvidos, beneficiando a sociedade como um todo.

O ECOSSISTEMA DE INOVAÇÃO EM ODONTOLOGIA

O compartilhamento de infraestruturas físicas e tecnológicas dentro de um ecossistema é uma fonte significativa de economia de custos. Espaços de coworking, laboratórios compartilhados e plataformas tecnológicas colaborativas são exemplos de como recursos compartilhados podem diminuir os custos operacionais para startups, pesquisadores e empresas.

- **Estímulo à competitividade e crescimento econômico**

Os ecossistemas de inovação estimulam a economia intensiva em conhecimento e criam um ambiente onde a inovação floresce, atraindo investimentos, gerando empregos e promovendo o desenvolvimento de indústrias e serviços inovadores. Investidores são atraídos pela promessa de retorno financeiro e pela oportunidade de estar na vanguarda do desenvolvimento tecnológico. Exemplos internacionais notáveis incluem o Vale do Silício nos Estados Unidos e o Parque Tecnológico de Zhongguancun na China, ambos conhecidos por atrair bilhões de dólares em investimentos em startups e tecnologias emergentes. Aqui no Brasil temos os exemplos de Florianópolis e do Recife, referências de ecossistemas que não apenas apoiam o crescimento e a expansão das empresas existentes, mas também incentivam a formação de novas empresas, alimentando um ciclo virtuoso de inovação e desenvolvimento econômico.

À medida que novas empresas surgem e as existentes se expandem, a demanda por uma força de trabalho qualificada cresce. Isso não se limita apenas a empregos diretamente relacionados à tecnologia ou pesquisa, mas se estende a uma variedade de funções de suporte, como administração, marketing e vendas. Por exemplo, o crescimento do setor de tecnologia da informação no Brasil tem criado uma demanda considerável por profissionais qualificados, impulsionando o emprego e proporcionando oportunidades de carreira em uma variedade de disciplinas.

Os benefícios de ecossistemas de inovação maduros vão além das fronteiras geográficas, influenciando a economia global. Eles estimulam a competição em escala mundial, forçando empresas e indústrias a inovarem continuamente para se manterem relevantes. Isso leva a uma melhoria global nos padrões de produtos e serviços, beneficiando consumidores em todo o mundo. Além disso, a colaboração internacional dentro desses ecossistemas facilita o fluxo de conhecimento e recursos entre diferentes países e regiões, promovendo a inovação global.

- **Resposta efetiva a desafios complexos**

A complexidade dos desafios contemporâneos, particularmente no setor da saúde, exige soluções que transcendam abordagens convencionais. Nesse contexto, a natureza colaborativa de um ecossistema de inovação é uma ferramenta poderosa, permitindo uma abordagem mais holística e integrada. Essa perspectiva multifacetada é essencial para enfrentar os aspectos técnicos dos desafios e suas implicações sociais, econômicas e ambientais.

Em um ecossistema de inovação, diferentes atores — incluindo profissionais, pesquisadores, tecnólogos, legisladores e representantes da comunidade — colaboram para criar soluções que abordem os desafios de maneira abrangente. Por exemplo, o desenvolvimento de novas terapias da saúde não é apenas uma questão de eficácia clínica, envolve também considerações sobre acessibilidade, educação do paciente, impacto ambiental da produção e distribuição de medicamentos e a conformidade regulatória. Ao reunir especialistas de várias disciplinas, os ecossistemas de inovação podem desenvolver soluções que são ao mesmo tempo inovadoras e sensíveis às complexidades do cenário da saúde.

Os desafios na área da saúde frequentemente possuem dimensões sociais e econômicas profundas. Por exemplo, a disparidade no acesso aos cuidados de saúde é uma questão que não pode

O ECOSSISTEMA DE INOVAÇÃO EM ODONTOLOGIA

ser resolvida apenas por avanços técnicos. Requer uma abordagem que considere aspectos econômicos, como financiamento da saúde, e aspectos sociais, como educação e sensibilização pública. Ecossistemas de inovação, com sua capacidade de reunir diversos stakeholders, são particularmente bem equipados para abordar essas questões de maneira holística, propondo soluções que são socialmente e economicamente viáveis.

Além disso, a sustentabilidade ambiental tornou-se uma consideração crucial na inovação em saúde. O desenvolvimento de produtos e processos ecologicamente corretos não é apenas uma questão de responsabilidade ambiental, mas também uma necessidade para a saúde pública a longo prazo. Ecossistemas de inovação podem promover o desenvolvimento de práticas sustentáveis, desde a produção de medicamentos até a gestão de resíduos em instalações de saúde. Por exemplo, a adoção de embalagens biodegradáveis para produtos farmacêuticos e a utilização de energia renovável em hospitais são iniciativas que demonstram como a inovação pode ser alinhada com a sustentabilidade ambiental.

- **Adaptação e resiliência**

Ecossistemas bem estruturados são mais adaptáveis e resilientes às mudanças e a choques externos, como novas regulamentações, crises econômicas ou mesmo pandemias. A adaptabilidade e a resiliência são qualidades essenciais em um mundo cada vez mais volátil e incerto.

Em um ecossistema de inovação, a adaptabilidade é impulsionada pela diversidade e interconexão de seus atores. A diversidade não se refere apenas a diferentes disciplinas e especializações, mas também a diferentes perspectivas, experiências e abordagens para a resolução de problemas. Por exemplo, a introdução de novas regulamentações pode inicialmente parecer um obstáculo, mas em um ecossistema colaborativo, esse desafio pode ser rapidamente transformado em uma oportunidade. Instituições acadêmicas, empresas privadas e órgãos reguladores podem trabalhar juntos para interpretar as novas regras e desenvolver soluções inovadoras que cumpram com os regulamentos e avancem no campo da saúde.

A resiliência é outra característica dos ecossistemas de inovação. A habilidade de resistir e se recuperar de choques externos, como crises econômicas ou pandemias, é amplamente melhorada pela rede de suporte e recursos compartilhados que esses ecossistemas oferecem. A base para a rápida adaptação e recuperação em um ecossistema de inovação reside na sua interconexão e na colaboração contínua entre seus atores. Em tempos de crise, essa rede de colaboração pode ser mobilizada rapidamente para responder às emergências. Por exemplo, a interoperabilidade dos dados entre laboratórios e hospitais pode acelerar o desenvolvimento de tratamentos e a implementação de práticas eficazes de gerenciamento de crises. Além disso, a diversidade de habilidades e conhecimentos dentro do ecossistema permite uma abordagem multifacetada para solucionar problemas, aumentando a probabilidade de se encontrar soluções inovadoras e eficazes.

- **Inclusão e diversidade**

A inclusão e a diversidade também são outros componentes cruciais de um ecossistema de inovação. Eles são apenas imperativos éticos e também fatores estratégicos que enriquecem o processo de inovação, trazendo uma variedade de ideias, talentos e perspectivas. Essa diversidade assegura que as soluções desenvolvidas sejam mais abrangentes e sensíveis às necessidades de uma população diversificada.

Um ecossistema de inovação inclusivo se beneficia da diversidade de ideias e perspectivas. Cada indivíduo traz suas experiências, conhecimentos e compreensões únicas que, quando combinadas, podem resultar em soluções mais inovadoras e eficazes. Por exemplo, na área da saúde, a inclusão de perspectivas de diferentes gêneros, idades, culturas e backgrounds socioeconômicos pode levar ao desenvolvimento de tratamentos e produtos que são mais eficientes e acessíveis para uma gama mais ampla de pacientes. Além disso, a diversidade de pensamento ajuda a evitar o viés de inovação, garantindo que as soluções sejam desenvolvidas com uma visão holística e equitativa.

Para promover um ecossistema de inovação verdadeiramente inclusivo, é essencial fomentar a participação e a contribuição de uma ampla gama de indivíduos. Isso inclui a criação de oportunidades para que pessoas com diferentes experiências de vida, habilidades e conhecimentos possam colaborar e compartilhar suas ideias. Por exemplo, programas de mentorias para jovens talentos de comunidades carentes, iniciativas para aumentar a participação feminina em campos dominados por homens, como a tecnologia e a engenharia, e políticas que promovam a inclusão de pessoas com deficiência no processo de inovação. Ao abraçar essas práticas inclusivas, os atores do ecossistema de inovação desenvolvem soluções que atendam às necessidades de uma população diversificada.

5

OS ATORES DO ECOSSISTEMA DE INOVAÇÃO EM ODONTOLOGIA

O ECOSSISTEMA DE INOVAÇÃO EM ODONTOLOGIA

Já vimos que um ecossistema de inovação se refere a um ambiente dinâmico e interconectado, composto por diversos atores e entidades que colaboram para fomentar a inovação. Vimos também que a principal característica de qualquer ecossistema de inovação é a colaboração.

O ecossistema de inovação em odontologia é composto por uma variedade de atores, cada um desempenhando um papel importante na promoção e no desenvolvimento de inovações no setor. Didaticamente esses atores se dividem em pessoas e instituições, muito embora, na prática, todos os atores acabem sendo as pessoas, visto que as instituições são constituídas de pessoas.

O primeiro grupo de atores, referente a "pessoas", está no centro do ecossistema. Tudo que é programado e desenvolvido é pensado para resolver problemas desses atores. No ecossistema de inovação em odontologia, portanto, as pessoas devem estar no centro de tudo. Nesse grupo incluem-se os profissionais da odontologia, como dentistas, auxiliares e protéticos, e os próprios pacientes. Eles não só aplicam as inovações em suas práticas diárias, mas também fornecem feedback essencial para o aprimoramento contínuo de técnicas e tecnologias. Além deles, profissionais de outras áreas da saúde, direito, contabilidade e tecnologia da informação também são atores do ecossistema de inovação e desempenham papéis de suporte cruciais no processo.

Outro grupo-chave de atores inclui as instituições. Universidades, faculdades e centros de pesquisa contribuem significativamente para o ecossistema, conduzindo pesquisas que fundamentam novas descobertas e inovações em odontologia. Essas instituições são também responsáveis pela formação de novos profissionais, garantindo que a próxima geração de dentistas esteja equipada com as últimas inovações e conhecimentos. Instituições da cadeia de fornecimento, como indústrias de equipamentos e materiais odontológicos, são cruciais para transformar essas inovações em produtos e serviços. Finalmente, não se pode esquecer o papel das entidades governamentais, conselhos de classe e associações profissionais. Essas instituições desempenham um papel regulatório e de apoio, estabelecendo padrões para a prática odontológica e garantindo que as inovações sejam seguras e eficazes. Operadoras de planos odontológicos e startups, ou "odontotechs", também são componentes importantes desse ecossistema. Eles oferecem novas perspectivas e modelos de negócios, impulsionando a inovação através de soluções disruptivas e criativas.

5.1 Identificando os atores

Ator: Pacientes

Podemos dizer que os pacientes não são exatamente atores diretos do ecossistema de inovação em odontologia, entretanto ocupam uma posição central no processo de inovação na prática clínica, destacando-se como os principais beneficiários das inovações que transformam a prestação dos cuidados odontológicos. Sua experiência com a inovação desenvolvida e a sua satisfação são muitas vezes os indicadores do sucesso de novas abordagens e tecnologias implementadas no setor. Essa centralidade do paciente nas inovações da prática clínica reforça a importância de sua participação ativa em todo processo de inovação. Dizemos que o usuário (nesse caso, o paciente) precisa estar no centro de tudo que é pensado em inovação.

Os pacientes fornecem feedback essencial nas etapas de testes da solução criada. Mesmo depois que as inovações são disponibilizadas de forma definitiva, os feedbacks dos pacientes, e usuários, continuam sendo fundamentais para a implantação de melhorias. Além disso, ao expressarem suas necessidades e expectativas, os pacientes influenciam diretamente a direção da pesquisa e do

O ECOSSISTEMA DE INOVAÇÃO EM ODONTOLOGIA

desenvolvimento de produtos, garantindo que as inovações sejam relevantes e alinhadas com suas "dores" e necessidades.

Assim, os pacientes desempenham um papel fundamental no ecossistema de inovação em odontologia, não apenas como beneficiários, mas como participantes do processo que orientam o desenvolvimento das soluções. Suas interações, feedbacks e demandas moldam o desenvolvimento de novas tecnologias, técnicas e abordagens em odontologia, garantindo que as inovações sejam verdadeiramente benéficas e orientadas para melhorar a qualidade dos cuidados odontológicos.

Fica claro então que nenhum profissional de odontologia pode pensar em desenvolver uma solução inovadora para a sua prática clínica sem envolver o paciente-usuário em todas as fazes do desenvolvimento da solução.

Ator: Profissionais da Odontologia

Os profissionais da odontologia, que incluem dentistas, assistentes, técnicos e protéticos, constituem um grupo essencial no ecossistema de inovação em odontologia. Eles não apenas estão na linha de frente da prestação de cuidados odontológicos, mas também atuam como catalisadores da mudança, incorporando novas tecnologias e abordagens inovadoras no dia a dia clínico e laboratorial. Esses profissionais são peças-chave na evolução contínua do campo da odontologia, trazendo insights práticos que direcionam a pesquisa e o desenvolvimento de novos produtos, serviços e metodologias. A sua experiência clínica e/ou laboratorial os posiciona de forma única para avaliar a eficácia das inovações e influenciar no seu desenvolvimento.

Além de aplicar inovações em sua prática diária, os profissionais da odontologia muitas vezes estão nas instituições de ensino e desempenham um papel fundamental na adoção de novas práticas e tecnologias dentro da comunidade acadêmica. Eles atuam como educadores e formadores de opinião, compartilhando seu conhecimento e experiência com colegas e alunos. Essa difusão de informações e experiências pode promover uma cultura de aprendizado contínuo e inovação entre os profissionais da odontologia, incentivando a experimentação e a adoção de novas práticas.

Podemos afirmar que os profissionais da odontologia, juntamente com os pacientes, são fundamentais para o sucesso do ecossistema de inovação em odontologia. Sua capacidade de integrar novas tecnologias em procedimentos clínicos, juntamente com seu compromisso com a melhoria contínua da prática odontológica, impulsiona o avanço do setor. Ao estarem abertos à mudança, e ao colaborarem ativamente com outros atores, eles garantem que o ecossistema de inovação em odontologia antecipe os desafios futuros, melhorando constantemente a prestação de cuidados odontológicos.

Ator: Profissionais de outras áreas

No ecossistema de inovação em odontologia, além dos profissionais diretamente envolvidos no setor, existe um grupo diversificado de profissionais de outras áreas que desempenham papéis importantes. Esse grupo inclui outros profissionais de saúde, como médicos(as), enfermeiros(as), nutricionistas etc., além de advogados(as), contadores(as), tecnólogos(as) e administradores(as), cujas expertises contribuem significativamente para o suporte e aprimoramento do setor.

Os profissionais das outras áreas da saúde colaboram no fornecimento de uma abordagem de cuidado integral ao paciente. Advogados(as), economistas e contadores(as), por sua vez, oferecem suporte em aspectos legais, fiscais e financeiros, garantindo que a rede prestadora de serviços inove dentro das normativas vigentes e de forma economicamente sustentável.

Engenheiros(as), tecnólogos(as) e administradores(as) também ocupam um lugar de destaque nesse ecossistema, impulsionando a inovação por meio da implementação de soluções tecnológicas avançadas e da gestão eficaz, não somente das práticas odontológicas, como também em todas as organizações que compõem o ecossistema.

Diversos outros profissionais podem contribuir para o ecossistema da odontologia, seja diretamente na rede prestadora de serviços, em projetos de pesquisa e desenvolvimento, nas operadoras de planos odontológicos, na indústria, no setor público ou nos conselhos de classe. Eles oferecem suporte crítico que vai além do atendimento direto ao paciente, abordando aspectos fundamentais da operação e gestão de toda a cadeia. A colaboração entre esses profissionais tem potencial para promover um ambiente de inovação contínua na odontologia, onde novas ideias e abordagens podem ser desenvolvidas e implementadas, beneficiando todos os atores do ecossistema.

Ator: Rede prestadora de serviços odontológicos

A rede prestadora, que inclui tanto as redes privadas, como unidades de franquias, clínicas e consultórios particulares, quanto a rede pública, também desempenha um papel fundamental no ecossistema de inovação em odontologia. Sua importância vai além do atendimento clínico, eles são essenciais na implementação de inovações que podem transformar a prática odontológica, desde novas técnicas e modelos de negócios inovadores, até o uso de tecnologias exponenciais, como a IA, a teleodontologia e a impressão 3D. Esses espaços funcionam como lócus para a aplicação, a avaliação e o aprimoramento contínuo das inovações.

Além da implementação de inovações, a rede prestadora é crucial na coleta de dados para pesquisas, validação e feedback. Os insights obtidos diretamente no atendimento aos pacientes fornecem informações valiosas sobre a eficácia das inovações, assim como sobre as novas necessidades e expectativas dos pacientes. Essa retroalimentação é vital para o ciclo de inovação, permitindo ajustes e melhorias contínuas nas soluções propostas. Dessa forma, a rede prestadora pode contribuir ativamente para o desenvolvimento de conhecimento no campo da odontologia, enriquecendo o ecossistema de inovação com dados reais e experiências práticas.

Portanto, a rede prestadora de serviços odontológicos ocupa uma posição estratégica no ecossistema de inovação em odontologia, atuando como espaço de aplicação de inovações e como fonte de conhecimento e feedback para o aprimoramento contínuo das soluções. Através de uma colaboração efetiva entre as redes privadas e públicas, é possível garantir que os benefícios das inovações alcancem uma parcela mais ampla da população.

Ator: Rede laboratorial

Outro ator do ecossistema de inovação em odontologia é a rede de laboratórios. Esses laboratórios, que incluem laboratórios de imagem e prótese, quando na vanguarda da pesquisa e aplicação de tecnologias e soluções inovadoras, podem contribuir significativamente para o processo de inovação do setor.

Os laboratórios de imagem, por exemplo, desempenham um papel importante na evolução dos processos diagnósticos na odontologia. Através do fornecimento de imagens diagnósticas de alta precisão e com auxílio da inteligência artificial, esses laboratórios estão revolucionando o setor. Essa precisão diagnóstica permite aos dentistas diagnósticos mais rápidos e assertivos, além de planejamentos com um nível de detalhamento e previsibilidade anteriormente inatingíveis, melhorando significativamente a prática clínica.

Da mesma forma, os laboratórios de prótese dentária são fundamentais na criação de soluções restauradoras e estéticas

O ECOSSISTEMA DE INOVAÇÃO EM ODONTOLOGIA

inovadoras, utilizando tecnologias como a impressão 3D e o design assistido por computador (CAD/CAM).

A rede laboratorial então, quando aberta à inovação, pode desempenhar um papel importante no ecossistema, principalmente no desenvolvimento e na entrega de soluções inovadoras que impulsionam a odontologia. Através da colaboração estreita com profissionais da odontologia e da compreensão profunda das necessidades clínicas, os laboratórios têm grande potencial de inovação.

Ator: Cadeia de fornecedores — Indústrias, Dentais e Farmacêuticas

A cadeia de fornecedores, que engloba as indústrias, dentais e farmacêuticas, desempenha um papel vital no ecossistema de inovação em odontologia. Essas empresas são responsáveis pela produção e fornecimento de uma vasta gama de equipamentos, materiais e medicamentos necessários para a prática odontológica. Esses atores são cruciais na pesquisa, desenvolvimento e introdução de novas tecnologias e inovações que permitem avanços significativos na odontologia.

A indústria, por exemplo, está na linha de frente no desenvolvimento de novos materiais, equipamentos e tecnologias inovadoras. Da mesma forma, as farmacêuticas desempenham um papel essencial ao fornecerem medicamentos com alto nível de tecnologia e inovação.

Então, a indústria de equipamentos e materiais odontológicos, e a indústria farmacêutica são uma fonte de inovação contínua no ecossistema, através do investimento em pesquisa, desenvolvimento e inovação. Esses esforços resultam em produtos e tecnologias inovadoras, e também fomentam a colaboração com instituições de pesquisa e profissionais da odontologia. Essa parceria entre fornecedores, pesquisadores e clínicos é fundamental para garantir que as inovações sejam não apenas tecnicamente viáveis, mas também práticas e relevantes para as necessidades reais da odontologia.

As dentais, estabelecimentos que comercializam os produtos e tecnologias inovadoras desenvolvidos pela indústria, também podem ocupar posição de destaque no ecossistema de inovação. Elas não só podem garantir que dentistas e técnicos tenham acesso às soluções inovadoras advindas da indústria, mas também podem atuar como facilitadoras na adoção das novas tecnologias pelos dentistas. Esse papel educativo pode ser realizado de forma inovadora e com a colaboração da própria indústria, através de treinamentos, workshops e oficinas. Ao oferecer esse suporte, as dentais podem contribuir significativamente para a difusão do conhecimento e para a capacitação dos dentistas. Assim, essas organizações atuam como agentes de transformação no ecossistema, sendo fundamentais no processo de inovação na odontologia.

Ator: Instituições de Ensino Superior

As Instituições de Ensino Superior com cursos de odontologia representam pilares fundamentais no ecossistema de inovação em odontologia. Essas instituições não se limitam a formar novos profissionais, elas são centros de pesquisa e desenvolvimento, onde o conhecimento científico é gerado, testado e aprimorado. Através de suas faculdades, departamentos de pesquisa e ligas acadêmicas, as IES contribuem de maneira significativa para o avanço da odontologia. Mas elas podem fazer isso não apenas por meio do ensino tradicional, e sim também através da condução de pesquisas acadêmicas inovadoras e da promoção da educação empreendedora, preparando os futuros dentistas para serem empreendedores e inovadores.

Através da pesquisa acadêmica, essas instituições exploram as fronteiras do conhecimento odontológico, frequentemente em colaboração com a indústria e outros atores do ecossistema de inovação. Além disso, as IES são fundamentais na investigação dos impactos

O ECOSSISTEMA DE INOVAÇÃO EM ODONTOLOGIA

sociais, éticos e econômicos das novas tecnologias, assegurando que a inovação seja conduzida de forma responsável e sustentável.

Além da pesquisa, a educação empreendedora oferecida pelas IES desempenha um papel crucial na formação de profissionais capacitados não apenas para aplicar conhecimentos técnicos, mas também para pensar de forma crítica e inovadora. Programas que enfatizam o desenvolvimento de soft skills, como liderança, comunicação e pensamento crítico, complementam a formação técnica dos estudantes, equipando-os com as competências necessárias para liderar no ecossistema de inovação em odontologia. Isso inclui a habilidade de trabalhar em equipes multidisciplinares de forma colaborativa, entender as necessidades do mercado e aplicar princípios de gestão e empreendedorismo à prática odontológica. Ao combinar o ensino tradicional e a pesquisa com uma educação que valoriza o empreendedorismo e as competências ligadas à inovação, essas instituições preparam os futuros profissionais para enfrentar os desafios do mercado em constante transformação.

Ator: Instituições governamentais e órgãos da classe

Entidades como o Ministério da Saúde, as Secretarias de Saúde estaduais e municipais, o Conselho Federal de Odontologia (CFO), os Conselhos Regionais de Odontologia (CROs), a Associação Brasileira de Odontologia (ABO) e outros órgãos da classe são responsáveis por definir as normas, políticas e diretrizes que regem o setor. Essa regulamentação abrange desde a qualidade dos serviços prestados e políticas públicas, até a fiscalização do exercício profissional, garantindo que as inovações sejam desenvolvidas, testadas e aplicadas de forma ética, segura e eficaz.

Além de suas funções regulamentares, essas instituições também podem ter um papel significativo na promoção da inovação na odontologia. Elas, por exemplo, podem oferecer financiamento e apoio a projetos de odontotechs desenvolvidos nas universidades. Ou contribuir encabeçando fóruns temáticos envolvendo todo o ecossistema, para discutir, por exemplo, as tecnologias que estão revolucionando o setor da saúde, como inteligência artificial, a telessaúde e a impressão 3D. Ao se disporem a discutir esses assuntos, passariam a ser agentes de transformação e teriam grande relevância no ecossistema de inovação. Ao liderar e fornecer insumos para se discutir temas complexos junto a todo o ecossistema, essas instituições estariam assegurando que os dentistas estejam preparados para enfrentar os desafios e oportunidades que essas novas tecnologias trazem.

Portanto, as instituições governamentais e órgão de classe são indispensáveis no avanço da inovação na odontologia. Ao equilibrar suas responsabilidades regulamentares com o apoio à inovação e ao empreendedorismo, essas entidades estariam desempenhando um papel fundamental em garantir que a odontologia continue a evoluir de maneira responsável e orientada para o futuro.

Ator: Operadoras de planos odontológicos

As operadoras de planos odontológicos também são atores que desempenham um papel importante na transformação da jornada de saúde dos seus beneficiários. A inovação na jornada do paciente vai além do tratamento clínico, indo desde o primeiro contato e agendamento até o acompanhamento pós-tratamento, utilizando tecnologias digitais para tornar o processo mais eficiente, acessível e personalizado. Essa abordagem inovadora contribui significativamente para a promoção da saúde do paciente, garantindo que o cuidado seja contínuo e integrado.

Através de programas de prevenção e educação, essas empresas incentivam hábitos saudáveis que podem diminuir a incidência de doenças e agravos. Ao investir em campanhas informativas e oferecer cobertura para procedimentos preventivos, as operadoras estimulam uma abordagem proativa à saúde, reduzindo a necessidade de tratamentos complexos e onerosos no futuro.

As operadoras de planos odontológicos também são fundamentais na promoção de práticas inovadoras entre os dentistas da sua rede credenciada. Ao estabelecerem parcerias com odontotechs e fornecedores de tecnologias de ponta, possibilitam o acesso dos dentistas credenciados às últimas inovações do mercado, permitindo que eles ofereçam aos beneficiários cuidados baseados nas mais recentes novidades e tendências da odontologia.

Ator: Odontotechs (startups)

As odontotechs, ou startups focadas em inovações na odontologia, têm potencial para revolucionar o setor através de inovação disruptiva. Essas empresas jovens e dinâmicas estão na vanguarda do desenvolvimento de novas tecnologias, aplicativos e modelos de negócios para toda a cadeia da odontologia.

Por meio do desenvolvimento de aplicativos de gerenciamento de consultório, plataformas de teleodontologia, soluções de diagnóstico digital e tantas outras soluções baseadas em tecnologia, essas startups estão facilitando um acesso mais amplo aos cuidados odontológicos, além de tornar a gestão clínica mais eficaz e menos complexa. Essas inovações permitem que os dentistas otimizem seus fluxos de trabalho, dedicando mais tempo ao atendimento ao paciente.

Além disso, as odontotechs estão na linha de frente do desenvolvimento de novos materiais e técnicas de tratamento que prometem melhorar significativamente os resultados clínicos. Desde a aplicação de inteligência artificial para aprimorar a precisão dos diagnósticos até o uso da impressão 3D para produzir tratamentos personalizados, essas startups estão introduzindo soluções inovadoras que podem tornar os tratamentos odontológicos mais eficazes, menos invasivos e mais personalizados.

Ao desbravar territórios que vão além do tradicional e desafiar o *status quo*, essas startups estão transformando práticas e modelos de negócios tradicionais na odontologia. Sua contribuição para o ecossistema vai além da solução inovadora, representando um catalisador para uma transformação mais ampla que promete tornar a odontologia mais acessível, eficiente e adaptada às necessidades e expectativas de todos os atores do ecossistema no mundo em constante transformação.

Ator: Consultorias e Assessorias para dentistas

As consultorias e assessorias em odontologia desempenham um papel fundamental no ecossistema, oferecendo suporte especializado aos dentistas e gestores de clínicas nas áreas de gestão, estratégia, marketing, financeira e comercial. Esses serviços são essenciais para capacitar os gestores na administração eficaz de clínicas e consultórios, uma competência crucial que, muitas vezes, não é abordada durante a formação acadêmica. Ao fornecer conhecimento e ferramentas especializadas, consultores ajudam os profissionais da odontologia a navegar pelos desafios do mercado, otimizar operações e maximizar a eficiência e rentabilidade de suas práticas.

O papel desses atores no ecossistema de inovação pode ir além do simples fornecimento de conselhos técnicos, eles podem atuar como facilitadores da transformação, permitindo que os dentistas e gestores implementem práticas inovadoras e sustentáveis em seus negócios. Isso inclui desde a adoção de novas tecnologias até a aplicação de estratégias de marketing digital e abordagens modernas de gestão estratégica. Ao dotar os dentistas dessas competências, as consultorias e assessorias contribuem para o avanço geral da odontologia, promovendo a cultura de inovação no setor.

Além disso, a presença de consultorias e assessorias especializadas no ecossistema de inovação estimula um ambiente de

O ECOSSISTEMA DE INOVAÇÃO EM ODONTOLOGIA

aprendizado contínuo e desenvolvimento profissional. Ao se manterem atualizados com as últimas tendências e inovações no campo da odontologia, esses atores fornecem uma ponte valiosa entre a prática clínica e os avanços na gestão empresarial.

Por fim, a integração de consultorias e assessorias no ecossistema de inovação odontológica reflete um reconhecimento crescente da importância de uma abordagem holística para a prática odontológica. Não se trata apenas de excelência clínica, mas também de gestão eficiente, comunicação eficaz e inovação constante.

Ator: Ações, iniciativas e movimentos de inovação

Ações, iniciativas e movimentos de inovação desempenham um papel crucial no fomento ao empreendedorismo e à inovação no setor odontológico. Programas de incubação e aceleração, por exemplo, são fundamentais para estimular o *mindset* inovador entre acadêmicos e profissionais da odontologia, e no desenvolvimento de odontotechs e projetos inovadores. Esses programas oferecem suporte essencial através do fornecimento de recursos críticos, mentorias especializadas e acesso a redes de contatos valiosas.

Os programas de incubação e aceleração são particularmente valiosos para empreendedores na área da odontologia, oferecendo um caminho estruturado para transformar ideias inovadoras em negócios viáveis. Ao participar desses programas, as startups têm acesso a um ambiente rico em recursos e conhecimentos que aceleram seu desenvolvimento. Desde a fase de concepção da ideia até o lançamento da solução, esses programas equipam os empreendedores com as ferramentas e o conhecimento necessário para navegar no mercado, desenvolver produtos e serviços disruptivos e estabelecer estratégias de mercado.

No Brasil, iniciativas como a Dental Startup Brasil (@dental.startup) e a OdontoDados (@odontodados) criam um ambiente para a colaboração e o compartilhamento de conhecimentos entre empreendedores e todos os outros atores do ecossistema de inovação em odontologia. Ao promover um diálogo constante entre os diferentes atores do ecossistema, essas iniciativas ajudam a identificar oportunidades de mercado, a antecipar tendências futuras e a desenvolver soluções que atendam às necessidades emergentes do setor.

6

AS RELAÇÕES ENTRE OS ATORES NO ECOSSISTEMA DA ODONTOLOGIA

Como já foi abordado anteriormente, o ecossistema de inovação em odontologia é uma rede de interações e colaborações entre os seus diversos atores, cada um trazendo contribuições únicas e essenciais. A dinâmica entre esses atores não é apenas complementar, mas também sinérgica, alcançando resultados que nenhum deles poderia alcançar isoladamente. Essas relações são fundamentais para impulsionar a inovação na odontologia, permitindo a exploração de novas tecnologias, métodos e modelos de negócios que beneficiam todo o ecossistema.

As interações entre Instituições de Ensino Superior e a indústria, por exemplo, ilustram a importância dessa sinergia. Enquanto as instituições de ensino geram conhecimento científico e formam a próxima geração de dentistas, as empresas do setor odontológico — desde fabricantes de equipamentos e materiais até desenvolvedores de software — podem transformar esse conhecimento em produtos e serviços inovadores. Essa relação garante que os avanços sejam práticos, acessíveis e alinhados com as necessidades do setor.

As relações entre os atores do ecossistema de inovação em odontologia destacam a importância de uma abordagem colaborativa para enfrentar os desafios do setor. Através da união de forças, compartilhamento de conhecimentos e alinhamento de objetivos, é possível garantir que os avanços alcançados sejam sustentáveis e benéficos para todos os envolvidos. Essa rede de colaboração reforça a noção de que, na odontologia, assim como em muitos outros campos, a inovação é um esforço coletivo que requer a contribuição e o comprometimento de todos.

Muitos profissionais e instituições ligadas à odontologia sabem que inovar é um imperativo no cenário atual, entretanto não sabem por onde começar. Já sabem que a conexão e a colaboração com os outros atores do ecossistema são importantes, mas não sabem a quem buscar. Neste capítulo, traremos alguns exemplos que podem servir de inspiração e orientação para todos os atores envolvidos

O ECOSSISTEMA DE INOVAÇÃO EM ODONTOLOGIA

no ecossistema. São exemplos; não temos a intenção de esgotar as inúmeras outras possibilidades.

6.1 Proposição de interações entre os atores para o fomento à inovação

Pacientes e profissionais da odontologia

Através do feedback fornecido pelos pacientes sobre sua jornada clínica, desde o agendamento de consultas até a realização do tratamento e o acompanhamento pós-tratamento, os profissionais da odontologia podem obter insights valiosos sobre as "dores" e desafios enfrentados pelos pacientes durante a jornada. Essa troca de informações é crucial, pois permite aos dentistas e às equipes clínicas identificarem oportunidades para desenvolver soluções inovadoras que abordem especificamente as necessidades e expectativas dos pacientes. Aqui entra o conceito "pessoas no centro do desenvolvimento das inovações". Tudo é feito com elas e para elas.

Uma das maneiras mais eficazes para capturar essas informações valiosas é por meio da realização de entrevistas e pesquisas de satisfação com os pacientes, antes, durante e após os tratamentos odontológicos. Essa validação do problema/desafio é fundamental, pois evita que o empreendedor crie uma solução que não resolve um problema ou um desafio relevante. Ao analisar esses dados, os profissionais podem gerar informações e inteligência, importantes para tomadas de decisões no desenvolvimento da solução e/ou para implementar melhorias nas soluções já desenvolvidas. Essa orientação baseada no paciente incentiva uma cultura de inovação contínua entre os profissionais da odontologia, priorizando a experiência do paciente, contribuindo para o desenvolvimento de um ecossistema mais responsivo, centrado nas pessoas (nesse caso centrado no paciente) e inovador.

Profissionais da odontologia e laboratórios

Essa interação permite que dentistas e técnicos de laboratórios trabalhem em conjunto para desenvolver soluções altamente personalizadas que atendam às necessidades das partes, ou ainda dos próprios pacientes. Essa sinergia fomenta a inovação, à medida que dentistas e técnicos, clínicas e laboratórios enfrentam juntos os desafios da relação, buscando soluções criativas e inovadoras.

As oportunidades para inovação nessa relação são vastas, especialmente quando consideramos os desafios na comunicação e interação entre dentistas, pacientes e laboratórios. Parcerias estratégicas podem ser formadas para desenvolver novas tecnologias e processos que melhorem essas dinâmicas. Por exemplo, a implementação de plataformas digitais que facilitem a troca de informações entre esses atores pode significativamente otimizar o tempo de resposta, melhorando a eficiência na relação.

Além disso, a cocriação de soluções inovadoras para melhorar a qualidade e a precisão dos serviços laboratoriais é outra área rica para a colaboração. Dentistas e laboratórios podem trabalhar juntos no desenvolvimento de novos métodos ou na aplicação de novas tecnologias, como a impressão 3D e a inteligência artificial, para criar soluções inovadoras.

Rede prestadora de serviços odontológicos e cadeia de fornecedores

As grandes redes de clínicas interagem fortemente com a cadeia de fornecedores para adquirir os equipamentos e materiais necessários para oferecer cuidados de alta qualidade. Por meio dessa colaboração, é possível introduzir avanços significativos na prática clínica, desde a adoção de novos materiais restauradores

O ECOSSISTEMA DE INOVAÇÃO EM ODONTOLOGIA

até a utilização de equipamentos de diagnóstico de última geração, melhorando assim a eficácia e a eficiência dos serviços prestados.

Uma oportunidade para a inovação nessa interação é a gestão de estoque dos materiais odontológicos. A implementação de sistemas automatizados e digitais para o gerenciamento de estoques pode significativamente reduzir desperdícios, garantir a disponibilidade de materiais necessários e otimizar o processo de compra. Da mesma forma, a gestão das manutenções dos equipamentos odontológicos, através de sistemas inteligentes que monitoram o estado dos equipamentos e preveem necessidades de manutenção e/ou substituição, pode ser uma outra boa oportunidade para realização de projetos colaborativos entre esses atores.

Outra oportunidade significativa para a inovação é na capacitação dos dentistas e demais profissionais da rede prestadora no uso correto e eficiente dos equipamentos e materiais odontológicos. Programas de treinamento e capacitação, oferecidos em parceria com fornecedores, podem assegurar que os avanços tecnológicos sejam plenamente aproveitados.

Instituições de Ensino Superior e odontotechs

A colaboração entre Instituições de Ensino Superior e odontotechs representa uma das parcerias mais dinâmicas e promissoras para o fomento à inovação no setor da odontologia. As IES, com seus vastos recursos acadêmicos, infraestrutura de pesquisa e corpo docente qualificado, oferecem um ambiente rico para a pesquisa e o desenvolvimento de novas tecnologias. Quando essas instituições colaboram com startups focadas em odontologia, elas criam uma ponte entre o conhecimento acadêmico e a aplicação prática, acelerando o processo de inovação e trazendo soluções disruptivas para o mercado. Essa interação não apenas beneficia o desenvolvimento de novas odontotechs, mas também propicia um ambiente estimulante de bastante aprendizado para o acadêmico de odontologia que participa ativamente no processo de inovação.

Uma das oportunidades mais significativas nessa colaboração é a criação e implementação de programas de incubação e aceleração especificamente voltados para projetos de odontotechs iniciados nas universidades. Esses programas são desenhados para apoiar acadêmicos empreendedores, fornecendo-lhes mentorias, acesso a redes de contatos e de financiamento, e suporte na modelagem de suas soluções. Por outro lado, as odontotechs podem contribuir para o ambiente acadêmico com suas perspectivas inovadoras e orientadas ao mercado.

Portanto, a sinergia entre IES e odontotechs é essencial para preparar a próxima geração de profissionais da odontologia para o mercado de trabalho cada vez mais complexo e em constante transformação.

Instituições governamentais, conselhos de classe, dentistas e profissionais de outras áreas

Essa interação multidisciplinar é essencial para navegar pelo complexo ambiente regulatório da área da saúde, assegurando que as inovações sejam amplamente discutidas e implementadas de forma ética e legal. Além disso, esses profissionais trabalham em conjunto para desenvolver e promover políticas de saúde pública que suportem a adoção de práticas inovadoras, garantindo que os avanços tecnológicos beneficiem amplamente a população e se alinhem com o código ético-profissional.

Uma das oportunidades nessa colaboração é a criação de comitês multidisciplinares focados na discussão e elaboração de regulamentações para áreas emergentes como teleodontologia, educação a distância, inteligência artificial e blockchain. Esses comitês podem reunir especialistas de diferentes campos para abordar os desafios apresentados por cada uma dessas tecnologias, garantindo que a legislação seja atualizada para refletir as necessidades e possibilidades.

Além de moldar a regulamentação, esses grupos multidisciplinares têm o potencial de influenciar a formulação de políticas de saúde pública que incentivem a pesquisa e a inovação no setor odontológico. Por exemplo, políticas que fomentem parcerias entre universidades, indústrias e o setor público podem acelerar o desenvolvimento de soluções que beneficiem toda a sociedade.

Operadoras de planos odontológicos e odontotechs

Essa colaboração pode ser uma via de mão dupla extremamente benéfica, onde operadoras contratam e integram soluções inovadoras desenvolvidas por odontotechs em seus portfólios. Essa parceria forneceria às odontotechs uma valiosa oportunidade de escalar suas soluções, alcançando uma base de clientes mais ampla e diversificada. Tratamentos como alinhadores invisíveis e diagnósticos assistidos por inteligência artificial (IA), que são alguns exemplos de inovações desenvolvidas por odontotechs, podem se tornar acessíveis a um número maior de pacientes através de sua inclusão em planos odontológicos. Essa colaboração também promove uma maior adoção de tecnologias avançadas na prática odontológica.

Além disso, a parceria entre operadoras de planos odontológicos e odontotechs pode estimular o desenvolvimento contínuo de novas soluções. Através de feedbacks coletados das experiências dos pacientes que utilizam essas inovações, odontotechs podem aprimorar suas tecnologias e modelos de negócios. Essa colaboração contínua assegura que as inovações permaneçam relevantes e alinhadas com as necessidades do mercado, ao mesmo tempo em que promove uma cultura de melhoria contínua na prestação de cuidados odontológicos.

Movimentos de inovação em odontologia, ligas acadêmicas e Instituições de Ensino Superior

Essa sinergia entre o dinamismo dos movimentos de inovação e a profundidade acadêmica das universidades cria um ambiente fértil para a pesquisa, desenvolvimento e aceleração de odontotechs. Através dessa parceria, acadêmicos, professores e pesquisadores têm acesso a recursos, mentorias e redes de contatos essenciais para transformar ideias inovadoras em soluções concretas e viáveis para o mercado odontológico.

Uma das oportunidades que surgem dessa interação são as maratonas de inovação realizadas nas universidades, também conhecidas como *ideathons* ou *hackathons*. Esses eventos reúnem mentes criativas de diversas áreas do conhecimento para trabalhar intensamente na solução de desafios específicos da odontologia, muitas vezes com o apoio das instituições de ensino e empresas do setor. Essas maratonas incentivam a criatividade e o trabalho em equipe, e oferecem uma oportunidade para que acadêmicos e professores testem suas ideias no mundo real, recebendo feedback imediato de especialistas e potenciais investidores.

Além de fomentar a criação de odontotechs, a colaboração entre IES e movimentos de inovação contribui significativamente para a formação de uma nova geração de dentistas com uma mentalidade voltada para a inovação e o empreendedorismo. Ao participarem dessas iniciativas, os acadêmicos são expostos a conceitos de gestão de negócios, propriedade intelectual, desenvolvimento de produto e marketing, habilidades essenciais para o sucesso no mercado odontológico. Esse enriquecimento curricular prepara os futuros profissionais para além dos aspectos técnicos da odontologia, capacitando-os a liderar e participar ativamente no processo de inovação do setor.

6.2 Recomendações para estimular a colaboração efetiva entre os atores

Estabelecimento de redes de comunicação

Criar canais de comunicação eficientes é fundamental para estimular a colaboração efetiva entre os atores de um ecossistema de inovação. Ao facilitar a troca de ideias, experiências e recursos, essas redes podem impulsionar a inovação e criar oportunidades para o desenvolvimento de soluções inovadoras e eficazes. A chave para o sucesso dessas redes é garantir que sejam acessíveis, bem gerenciadas e alinhadas com as necessidades e expectativas dos atores.

Esses canais podem assumir várias formas, incluindo plataformas digitais, redes sociais profissionais e grupos de WhatsApp.

Por exemplo, plataformas online como o LinkedIn podem ser utilizadas para conectar profissionais de diferentes setores, permitindo que compartilhem conhecimentos e melhores práticas. É importante que esses canais sejam bem gerenciados e moderados para garantir a qualidade e a relevância das interações.

Uma vez estabelecidos os canais de comunicação, é crucial incentivar a troca ativa de ideias e experiências. Isso pode ser feito através da organização de eventos de *networking*, *hackathons*, *bootcamps*, *meetups*, desafios de inovação e workshops temáticos. Esses eventos estimulam a colaboração e permitem que os participantes explorem novas perspectivas e aprendam com as experiências uns com os outros.

Criação de fóruns de discussão e realização de eventos colaborativos

Fóruns e eventos colaborativos são instrumentos cruciais para fomentar a interação efetiva entre diferentes atores em qualquer ecossistema de inovação. A organização de congressos, conferências, workshops e encontros tem o poder de reunir profissionais, acadêmicos, empreendedores, representantes da indústria, investidores e membros de órgãos governamentais e conselhos de classe, criando um ambiente propício para o compartilhamento de conhecimento e experiências, além de estimular parcerias. Além disso, esses eventos servem como uma oportunidade para profissionais da odontologia se atualizarem sobre os avanços científicos e tecnológicos, bem como sobre as mudanças nas regulamentações e políticas que podem impactar a sua prática.

Eventos especializados em inovação podem reunir fabricantes de equipamentos, desenvolvedores de software e dentistas para explorar as novas oportunidades e possibilidades. Esses encontros são essenciais para demonstrar o potencial de novas ferramentas e técnicas, além de oferecerem sessões de treinamento prático e discussões sobre melhores práticas.

Esses encontros também são oportunidades valiosas para empreendedores apresentarem suas soluções e encontrarem parceiros da indústria interessados em investir e colaborar com suas descobertas. Da mesma forma, representantes governamentais e de conselhos de classe podem usar esses fóruns para entender melhor as necessidades e preocupações dos profissionais da odontologia, moldando políticas e regulamentos de maneira mais eficaz.

Criação de hubs e plataformas de inovação

Desenvolver plataformas online ou físicas (hubs) que permitam a colaboração e a cocriação de soluções inovadoras também é fundamental para um ecossistema de inovação. Esses espaços servem como pontos de encontro onde ideias podem ser conectadas com os recursos e a expertise necessários para transformá-las em realidade.

Hubs de inovação são espaços físicos, como parques tecnológicos, laboratórios de inovação, incubadoras e aceleradoras, que reúnem startups, empresas estabelecidas, acadêmicos e outros profissionais. Esses espaços são projetados para promover a colaboração, oferecendo acesso a infraestruturas como laboratórios, espaços de coworking e salas de reunião. Eles também fornecem serviços de apoio, como mentorias, programas de treinamento e acesso a redes de investidores. Podem ser sediados em universidades, operadoras de planos odontológicos, indústrias, órgãos públicos ou em qualquer outro ator do ecossistema.

Por exemplo, o Porto Digital em Recife é um exemplo de hub de inovação que tem estimulado o crescimento de startups de tecnologia, promovendo a colaboração entre diferentes setores. Esses hubs facilitam o compartilhamento de conhecimento e recursos e criam um ambiente propício para que as ideias inovadoras floresçam e se transformem em produtos e serviços comercializáveis.

Complementando os hubs físicos, as plataformas online oferecem uma maneira poderosa de conectar pessoas e ideias de todo o mundo. Essas plataformas podem incluir fóruns de discussão, redes sociais profissionais, marketplaces para tecnologias e serviços, e espaços virtuais para cocriação. Elas permitem que profissionais compartilhem desafios, ideias e soluções, independentemente de sua localização geográfica, e que encontrem colaboradores e recursos para suas iniciativas.

Uma das principais vantagens dos hubs e plataformas é a facilitação da cocriação e da inovação aberta. Ao reunir diversos atores com diferentes habilidades e experiências, esses espaços permitem a colaboração em projetos conjuntos, onde os participantes podem contribuir com suas perspectivas únicas. Isso acelera o processo de inovação e garante que as soluções desenvolvidas sejam mais abrangentes e eficazes.

Programas de inovação aberta, por exemplo, podem ser hospedados nessas plataformas, onde desafios são apresentados pela indústria ou comunidade e soluções são desenvolvidas colaborativamente. Essa abordagem tem o potencial de resolver problemas específicos e gerar novas oportunidades de negócios e avanços tecnológicos.

Viabilização de acordos de cooperação mútua

Os acordos de cooperação mútua são essenciais para criar pontes entre o conhecimento acadêmico, a expertise da indústria e as políticas governamentais. As universidades e instituições de pesquisa trazem um profundo conhecimento teórico e capacidades de pesquisa, enquanto as empresas oferecem capital, insights práticos, recursos de produção e canais de comercialização. O governo, por sua vez, pode fornecer suporte regulatório, financiamento e incentivos fiscais. Essa tríade colaborativa é fundamental para desenvolver soluções inovadoras que sejam cientificamente sólidas, comercialmente viáveis e alinhadas com as políticas públicas.

Por exemplo, acordos de cooperação em setores como biotecnologia e tecnologia da informação têm levado ao desenvolvimento de novos produtos e serviços que revolucionam mercados e melhoram a vida das pessoas. No Brasil, iniciativas como as parcerias público-privadas (PPP) demonstram como a colaboração entre diferentes setores pode resultar em avanços significativos em áreas como saúde e infraestrutura.

Esses projetos de colaboração muitas vezes levam ao desenvolvimento de patentes conjuntas e publicações científicas, contribuindo para o avanço do conhecimento em determinadas áreas. Um exemplo clássico disso pode ser observado na indústria farmacêutica, onde acordos de cooperação entre empresas e instituições acadêmicas têm sido fundamentais para o desenvolvimento de novos medicamentos.

Entretanto, estabelecer e gerenciar acordos de cooperação mútua esbarra em alguns desafios. Questões como a propriedade intelectual, a distribuição de custos e benefícios e a gestão de projetos precisam ser cuidadosamente negociadas e gerenciadas. É crucial que esses acordos sejam estruturados de forma a assegurar benefícios mútuos e equitativos para todas as partes envolvidas.

Por outro lado, esses acordos oferecem oportunidades únicas para explorar novos campos de pesquisa, desenvolver talentos e impulsionar a inovação. Eles podem ser particularmente benéficos para startups e pequenas empresas, que podem acessar recursos e conhecimentos que de outra forma estariam fora de seu alcance.

Criação de programas de mentoria e incubação de ideias

Programas de mentoria e incubação de ideias são essenciais para estimular a colaboração efetiva e o desenvolvimento de odontotechs e outros empreendimentos inovadores no campo da odontologia. Ao fornecer suporte técnico, comercial e uma rede de mentores experientes e recursos, esses programas desempenham um papel crucial no cultivo de inovações que podem transformar o setor odontológico. Esses programas aceleram o crescimento de novas empresas, contribuindo significativamente para a vitalidade e a dinâmica do ecossistema de inovação como um todo. Essas iniciativas podem ser desenvolvidas em incubadoras, aceleradoras, hubs e laboratórios de inovação.

Um exemplo bem-sucedido desses programas pode ser visto em incubadoras renomadas como Y Combinator ou Techstars, que têm histórico comprovado em ajudar empreendedores a transformar ideias inovadoras em negócios viáveis. Essas iniciativas oferecem não apenas mentoria, mas também acesso a redes de contatos, recursos financeiros e apoio operacional. Na odontologia eu sou um dos fundadores do Dental Startup Brasil, um movimento que tem trazido para o setor da odontologia iniciativas de educação empreendedora. Fizemos algumas maratonas de inovação, chamadas de *Ideathon*, e oferecemos mentorias gratuitas para os dentistas e acadêmicos de odontologia para aperfeiçoarem os seus projetos durante o evento.

Um aspecto fundamental dos programas de mentoria e incubação é o suporte técnico e comercial que eles oferecem. Isso vai desde o aconselhamento em pesquisa e desenvolvimento, ajudando os empreendedores a aperfeiçoarem seus produtos ou serviços, até o suporte em estratégias de marketing e vendas, fundamentais para a entrada bem-sucedida no mercado.

Além disso, esses programas muitas vezes oferecem workshops, seminários e treinamentos em áreas como gestão empresarial, propriedade intelectual, regulamentações do setor e estratégias de expansão global. Esse suporte abrangente é crucial para ajudar os empreendedores a superarem os desafios inerentes ao lançamento e escalonamento da sua solução.

7

ANÁLISE ATUAL DO ECOSSISTEMA DE INOVAÇÃO EM ODONTOLOGIA NO BRASIL

O ecossistema de inovação em odontologia no Brasil, embora ainda em estágio inicial de maturidade, apresenta-se como um dos mais dinâmicos e diversificados do mundo. Refletindo a dimensão continental do país, esse ecossistema compreende uma ampla rede de profissionais, clínicas, universidades, indústrias, empresas e organizações ligadas à odontologia, além de um crescente número de odontotechs. Esse cenário continental apresenta desafios e oportunidades únicas para o avanço da inovação no setor.

Algumas regiões do Brasil já se destacam como centros de inovação em odontologia, impulsionadas por uma combinação de talento profissional, infraestrutura acadêmica e investimento em pesquisa e desenvolvimento. São Paulo, por exemplo, é um dos principais polos, abrigando importantes universidades e centros de pesquisa, além de um crescente número de odontotechs. Outros exemplos significativos são os estados de Minas Gerais, Bahia, Paraná, Santa Catarina e Rio Grande do Sul, conhecidos pela tradição acadêmica em odontologia e por serem referências em inovação no setor da saúde.

Outro aspecto positivo é o surgimento cada vez maior de odontotechs, startups focadas em soluções digitais para odontologia, oferecendo desde aplicativos de teleodontologia até plataformas de diagnósticos por imagem utilizando inteligência artificial. Essas inovações estão transformando a maneira como os serviços odontológicos são oferecidos e gerenciados no Brasil.

Embora o ecossistema de inovação em odontologia no Brasil apresente um potencial significativo, ele enfrenta desafios inerentes ao seu estágio de maturidade e à dimensão do país. Um desses desafios é a necessidade de maior integração entre os diferentes atores do ecossistema, incluindo profissionais, acadêmicos, instituições de ensino, fornecedores, conselhos de classe, operadoras de planos odontológicos, indústrias e governo. Além disso, há uma necessidade de mais investimentos em pesquisa e desenvolvimento e maior apoio para o empreendedorismo na universidade.

Apesar desses desafios, o ecossistema brasileiro de inovação em odontologia é marcado por uma forte presença de profissionais altamente qualificados e por uma indústria de equipamentos e produtos odontológicos inovadora e em constante crescimento. As Instituições de Ensino Superior no Brasil também são pontos extremamente positivos, reconhecidas por sua excelência em pesquisa odontológica, contribuindo significativamente para o avanço do conhecimento na área.

7.1 Principais características do ecossistema de inovação em odontologia no Brasil

Alta competitividade na área

O Brasil é o país com o maior número de dentistas do mundo, são aproximadamente 400 mil dentistas e 52 mil clínicas de odontologia. Essa alta concentração tem impulsionado a busca constante por diferenciação no mercado por meio da inovação. Os dentistas no Brasil, enfrentando um mercado saturado, são incentivados a adotar novas tecnologias, a se especializarem em gestão e novas abordagens de marketing para se destacarem. Isso resulta em uma rápida adoção de processos e tecnologias avançadas em odontologia, como odontologia digital, diagnósticos com base em algoritmos de IA e técnicas cosméticas inovadoras.

A competitividade acirrada no Brasil também tem um impacto significativo na formação acadêmica dos dentistas. A quantidade de Instituições de Ensino Superior abrindo novos cursos de odontologia vem sendo motivo de discussão na área. A alegação é que uma quantidade cada vez maior de dentistas é inserida no mercado de trabalho a cada semestre, e o mais grave é que a qualidade da formação está cada vez pior. Soma-se a isso a discussão sobre a inclusão da modalidade de ensino à distância nessa formação. Todos esses desafios podem ser encarados como oportunidades para quem quer empreender na odontologia.

Odontologia brasileira como referência mundial

As Instituições de Ensino Superior (IES) brasileiras são reconhecidas por sua excelência e liderança em pesquisa odontológica, desempenhando um papel crucial no avanço científico global. Essas instituições são responsáveis por uma quantidade expressiva de publicações científicas de alta qualidade. A pesquisa brasileira em odontologia é frequentemente citada em revistas acadêmicas internacionais, refletindo o impacto e a relevância do trabalho desenvolvido no país.

Instituições como a Universidade de São Paulo (USP) e a Universidade Estadual de Campinas (Unicamp) são exemplos notáveis de centros de excelência em pesquisa odontológica. Essas instituições possuem programas de pós-graduação altamente respeitados e laboratórios de pesquisa de ponta, onde são realizados estudos inovadores na área.

Além da forte ênfase na pesquisa, as IES brasileiras estão cada vez mais incorporando o empreendedorismo e a inovação em seus currículos e atividades extracurriculares. Isso inclui a criação de cursos que combinam odontologia com gestão de negócios, tecnologia da informação e inovação. Esses programas são projetados para preparar os futuros profissionais da odontologia para os desafios do mercado moderno, capacitando seus alunos com habilidades empreendedoras e um *mindset* inovador.

Desenvolvimento tecnológico no setor

O desenvolvimento tecnológico na área da odontologia no Brasil é robusto e diversificado, abrangendo desde o diagnóstico

O ECOSSISTEMA DE INOVAÇÃO EM ODONTOLOGIA

por imagem utilizando inteligência artificial (IA), a fabricação de implantes dentários e a harmonização orofacial (HOF). Essas inovações refletem a capacidade do Brasil de incorporar e desenvolver tecnologias de ponta no campo odontológico, oferecendo tratamentos mais eficientes, precisos e personalizados.

Uma das mais notáveis inovações tecnológicas no setor odontológico brasileiro na atualidade é a aplicação de IA no diagnóstico por imagem. Essa tecnologia permite uma análise mais rápida e precisa de imagens, auxiliando os dentistas na identificação e no tratamento de condições bucais complexas. Soluções baseadas em IA podem detectar automaticamente cáries, doenças periodontais e outras patologias em radiografias e tomografias, reduzindo o risco de diagnósticos errados e aumentando a eficácia do tratamento. Essa tecnologia otimiza o tempo do dentista, permitindo que se concentre mais no planejamento e na execução do tratamento. Odontotechs brasileiras e centros de pesquisa estão na vanguarda do desenvolvimento dessas soluções inovadoras, demonstrando o potencial do país em tecnologia aplicada à odontologia.

Outro campo em que o Brasil tem mostrado desenvolvimento tecnológico significativo é na fabricação de implantes dentários. A pesquisa e o desenvolvimento contínuos em biomateriais estão abrindo novas possibilidades para produtos mais eficazes e confortáveis. As empresas brasileiras de implantes dentários estão cada vez mais inseridas no mercado global, evidenciando a qualidade e a inovação dos produtos nacionais.

A área de harmonização orofacial (HOF) é outro campo que tem visto um rápido desenvolvimento tecnológico no Brasil. Essa especialidade, que combina estética e funcionalidade, tem se beneficiado de inovações em técnicas e materiais. O uso de tecnologias avançadas permite procedimentos mais precisos e menos invasivos, resultando em melhores resultados estéticos e menor tempo de recuperação para os pacientes. Além disso, a crescente popularidade da

HOF tem impulsionado a formação e a capacitação de profissionais especializados, reforçando a posição do país como um líder nessa área da odontologia.

Crescimento das odontotechs

O número crescente de odontotechs no Brasil demonstra o dinamismo e a adaptabilidade do setor. Essas startups estão na vanguarda da inovação, abordando diversos aspectos da odontologia, desde a experiência do paciente até os métodos de diagnóstico com base em IA. Com foco em tecnologia e inovação, elas estão apresentando um novo campo de exploração na odontologia.

Outro campo em que as odontotechs têm feito contribuições significativas é no desenvolvimento de softwares de gestão para clínicas odontológicas. Essas soluções digitais simplificam uma variedade de processos administrativos e operacionais, incluindo agendamento de consultas, gerenciamento de prontuários eletrônicos e otimização da comunicação com os pacientes.

As odontotechs brasileiras também estão inovando na pesquisa e lançamento de novos materiais e na adoção de técnicas de tratamento avançadas. Isso inclui o desenvolvimento de biomateriais mais eficazes e biocompatíveis para implantes dentários e a utilização de tecnologias emergentes, como a impressão 3D, para a fabricação de próteses e alinhadores ortodônticos.

Como já foi mencionado, outra área onde as odontotechs estão causando impacto é na aplicação de inteligência artificial (IA). Isso inclui o uso de algoritmos de IA para melhorar o diagnóstico e o planejamento de tratamentos. A IA está possibilitando diagnósticos mais rápidos e precisos, melhorando significativamente a eficácia dos diagnósticos e tratamentos.

7.2 Desafios e oportunidades para inovação no setor da odontologia

O ecossistema de inovação em odontologia no Brasil é rico e multifacetado, com potencial significativo para crescimento e melhorias. Abordar seus desafios e aproveitar suas oportunidades é essencial para promover uma odontologia mais atraente, acessível e inovadora.

7.2.1 Desafios

Desigualdade no acesso aos cuidados odontológicos

A odontologia no Brasil, apesar de seu avanço e diversificação, enfrenta um desafio crítico: a desigualdade no acesso aos cuidados odontológicos. Embora o país possua uma vasta rede prestadora de serviços e profissionais, existe uma disparidade acentuada na disponibilidade de oferta, particularmente entre as zonas urbanas das grandes cidades e zonas rurais. Esse desequilíbrio no acesso aos cuidados odontológicos é uma questão multicausal, influenciada por fatores econômicos, geográficos e sociais. Enquanto as áreas urbanas tendem a ter uma concentração maior de dentistas e clínicas, muitas áreas rurais e comunidades remotas sofrem com a falta de profissionais e infraestrutura adequada. Essa disparidade geográfica é exacerbada por desigualdades econômicas, onde indivíduos de baixa renda, frequentemente localizados em áreas menos desenvolvidas, têm acesso limitado a tratamentos odontológicos devido aos custos e à falta de cobertura de seguros ou políticas públicas.

A falta de acesso equitativo a cuidados odontológicos de qualidade tem implicações significativas para a saúde pública. Problemas odontológicos não tratados podem levar a complicações graves, afetando a saúde geral do indivíduo. Além disso, a saúde está intrinsecamente ligada à qualidade de vida, influenciando aspectos como nutrição, autoestima e bem-estar social.

Outro aspecto que contribui para a desigualdade no acesso aos cuidados odontológicos é a falta de educação e conscientização sobre saúde. Em muitas comunidades há carência de informação sobre práticas de higiene bucal e a importância de consultas regulares ao dentista. Esse déficit educacional perpetua um ciclo de negligência odontológica, resultando em um aumento na incidência de cáries, doenças periodontais e outros agravos que poderiam ser evitados.

Falta de parâmetros mínimos para qualidade do ensino odontológico nas Instituições de Ensino Superior

A odontologia enfrenta um desafio significativo relacionado à qualidade do ensino nas Instituições de Ensino Superior. Apesar do número crescente de cursos de graduação e pós-graduação em odontologia, existe uma preocupante ausência de critérios específicos para autorização, reconhecimento e renovação de cursos. Essa lacuna tem implicações diretas na formação dos dentistas, afetando a qualidade geral da odontologia no país.

A expansão numérica de cursos de odontologia no Brasil não tem sido acompanhada por um desenvolvimento equivalente na qualidade do ensino. Sem parâmetros mínimos bem definidos e mecanismos de controle de qualidade, há uma grande variação na qualidade da formação oferecida pelas diversas IES. Isso resulta em uma disparidade na competência clínica e teórica dos dentistas recém-formados, o que pode ter implicações negativas tanto para a profissão quanto para a sociedade.

O ECOSSISTEMA DE INOVAÇÃO EM ODONTOLOGIA

Os processos atuais de autorização, reconhecimento e reno-vação de cursos em odontologia muitas vezes não incluem critérios específicos e detalhados que garantam um padrão de ensino elevado. Isso pode incluir a falta de requisitos claros sobre a qualificação dos docentes, as instalações clínicas e laboratoriais, o conteúdo progra-mático e as oportunidades de prática clínica para os estudantes. A ausência desses critérios deixa um espaço considerável para variações na qualidade e intensidade da formação odontológica.

Regulamentações e burocracia

No cenário atual de inovação em saúde no Brasil, um dos prin-cipais obstáculos enfrentados por profissionais e empreendedores é o ambiente regulatório complexo e muitas vezes burocrático. Essa complexidade não só representa um desafio significativo para o desenvolvimento e a implementação de novas tecnologias e práticas, mas também pode atrasar o acesso a tratamentos inovadores para os pacientes. Embora as regulamentações sejam essenciais para garantir a segurança e eficácia, o processo pode ser demorado e muitas vezes repleto de procedimentos burocráticos.

Esse ambiente regulatório complexo pode ter um impacto signi-ficativo no ritmo da inovação na odontologia. Startups e empresas que desenvolvem novas tecnologias, como aplicativos de teleodontologia, materiais avançados para implantes e soluções de diagnóstico por IA, muitas vezes se deparam com barreiras regulatórias que podem atrasar a entrada no mercado. Esse atraso retarda o acesso dos pacientes a tratamentos mais eficazes e modernos.

O crescimento das odontotechs no Brasil é um indicador claro da crescente demanda por soluções inovadoras no setor odontoló-gico. No entanto, esse crescimento também traz desafios, como a necessidade de alinhamento com regulamentações do setor, garantia da segurança dos dados dos pacientes e obtenção de financiamento para pesquisa e desenvolvimento.

Falta de integração entre os atores

No ecossistema de inovação em odontologia no Brasil, um dos desafios mais críticos é a falta de integração e sinergia entre os principais atores: universidades, indústrias, conselhos de classe e o setor de serviços. Essa desconexão pode representar um obstáculo significativo à aplicação prática das inovações e ao progresso contínuo do setor.

Enquanto as universidades brasileiras realizam pesquisas inovadoras em odontologia, muitas vezes essas descobertas não são efetivamente transferidas para a prática clínica ou para o desenvolvimento de novos produtos pela indústria. Essa falha na transferência de conhecimento limita o potencial das inovações no setor. A colaboração entre a indústria e as universidades é muitas vezes travada por barreiras burocráticas, diferenças culturais e desafios de comunicação. As universidades podem ter dificuldade em alinhar seus projetos de pesquisa com as necessidades práticas do mercado, enquanto as empresas podem não estar cientes dos desenvolvimentos científicos mais recentes que poderiam ser aplicados em seus produtos ou serviços. Além disso, questões de propriedade intelectual e financiamento podem complicar ainda mais essas conexões.

Os conselhos de classe, enquanto representantes dos profissionais de odontologia, desempenham um papel crucial no ecossistema de inovação. No entanto, a falta de interação efetiva entre esses conselhos, as universidades e as indústrias pode resultar em políticas e diretrizes que não refletem as necessidades dos demais atores. Isso pode levar a regulamentações desatualizadas ou desalinhadas com as "dores" e necessidades atuais do setor.

7.2.2 Oportunidades

O ECOSSISTEMA DE INOVAÇÃO EM ODONTOLOGIA

Novos papéis para os conselhos de classe

À medida que o ecossistema de inovação em odontologia se consolida, urge a necessidade de uma reavaliação dos papéis dos conselhos de classe. Em um mundo em constante mudança, a odontologia precisa adaptar-se para permanecer relevante nesse cenário. Assim, os conselhos de classe têm uma oportunidade única de se reinventarem, tornando-se mais modernos, flexíveis, inovadores e menos burocráticos, sem perder de vista sua missão essencial de salvaguardar o exercício profissional na odontologia.

O processo de modernização dos conselhos de classe envolve a adoção de um novo *mindset*, buscando o equilíbrio entre o tradicional e o inovador. Isso pode incluir a aproximação das tecnologias exponenciais, como a IA e a Internet das Coisas, e a implementação de sistemas de gestão mais ágeis. Além disso, os conselhos podem se beneficiar da utilização de análises de dados e inteligência artificial para tomar decisões mais assertivas e proativas em relação ao desenvolvimento e regulamentação da profissão.

Ao redor do mundo, a odontologia está se transformando rapidamente com o advento das novas tecnologias e métodos de tratamento. Os conselhos de classe precisam ser flexíveis para adaptar suas regulamentações e diretrizes a essas mudanças. Isso inclui estar abertos a novas áreas de atuação, reconhecendo e integrando novas competências, e atualizando continuamente os profissionais.

A burocracia excessiva pode ser um obstáculo significativo ao progresso e à inovação na odontologia. Simplificar processos, reduzir a papelada desnecessária e tornar as interações mais eficientes entre os conselhos de classe e os dentistas pode acelerar a implementação de inovações e melhorar a qualidade geral da odontologia. Os conselhos de classe precisam também ir além de serem meros "cobradores de anuidades" com a missão de fiscalizar o exercício legal da profissão. Se faz necessário, juntamente com a comunidade de dentistas e a academia, modernizar os códigos e normativas, e buscar novos caminhos, entregando, de fato, valor para os profissionais.

Enquanto buscam a modernização, os conselhos de classe devem continuar a desempenhar seu papel fundamental de salvaguardar o exercício profissional. Isso envolve garantir que todos os profissionais atendam a padrões éticos e técnicos elevados, protegendo assim os interesses da área. A manutenção de padrões rigorosos é crucial para manter a confiança do público na profissão e garantir a prestação de cuidados de alta qualidade.

Finalmente, há uma oportunidade para os conselhos de classe buscarem parcerias e colaborações com universidades, instituições de pesquisa e indústrias. Essas parcerias podem facilitar o intercâmbio de conhecimento e experiência, promover a pesquisa e o desenvolvimento e apoiar a educação contínua e o desenvolvimento profissional dos dentistas.

Expansão da teleodontologia

A aceleração no uso da telemedicina na área médica apresenta uma oportunidade significativa para a expansão da teleodontologia, um campo emergente que promete revolucionar o acesso à odontologia. Especialmente em áreas remotas e comunidades carentes, a teleodontologia pode ser uma ferramenta valiosa para superar as barreiras geográficas e de infraestrutura, proporcionando educação e acompanhamento odontológico de qualidade.

A teleodontologia é uma solução que permite que os dentistas consultem, avaliem, acompanhem e até mesmo diagnostiquem pacientes à distância. Isso reduz a necessidade de deslocamentos frequentes, tanto para os pacientes quanto para os profissionais.

O ECOSSISTEMA DE INOVAÇÃO EM ODONTOLOGIA

Através de plataformas de vídeo, aplicativos móveis e outras tecnologias de telecomunicação, a teleodontologia permite a realização de consultas virtuais, onde os dentistas podem oferecer avaliações preliminares, aconselhamento, acompanhamento e encaminhamento para tratamentos mais complexos. Essa abordagem não só é conveniente, mas também pode ser crucial em situações em que o acesso presencial é difícil ou desnecessário. Além de consultas e diagnósticos, a teleodontologia oferece uma excelente plataforma para educação e prevenção em saúde. Através de sessões interativas online, os dentistas podem educar os pacientes sobre higiene bucal adequada, técnicas de prevenção e outros aspectos importantes do cuidado com a saúde. Isso é especialmente valioso em comunidades onde o conhecimento e a conscientização sobre saúde são limitados.

A teleodontologia também permite o monitoramento contínuo e o acompanhamento de pacientes, especialmente aqueles com condições crônicas ou em tratamento de longo prazo. Isso pode incluir o acompanhamento de tratamentos ortodônticos, gestão de doenças periodontais e monitoramento de condições pós-operatórias.

Embora a teleodontologia ofereça muitas oportunidades, também existem desafios a serem considerados. Questões como a garantia de privacidade e segurança dos dados dos pacientes, a qualidade e a confiabilidade das tecnologias de comunicação e as barreiras regulatórias são todos aspectos que precisam ser abordados para a implementação eficaz da teleodontologia. São desafios que podem servir de oportunidades para quem quer empreender na área.

Desenvolvimento de projetos inovadores nas universidades

As universidades desempenham um papel fundamental no ecossistema de inovação. Com o crescente reconhecimento da importância de inovação, algumas Instituições de Ensino Superior já estão investindo na criação e no desenvolvimento de projetos inovadores, estabelecendo a base para a geração futura de startups. Na odontologia essa oportunidade começa a ser explorada, não só ampliando as fronteiras do conhecimento e da prática odontológica, mas também oferecendo uma ponte valiosa entre a pesquisa acadêmica e o mercado.

A incorporação de projetos de inovação nas universidades estimula um ambiente de pesquisa e desenvolvimento, onde estudantes e pesquisadores são incentivados a explorar novas ideias e tecnologias. Isso pode incluir desde o desenvolvimento de novos materiais dentários e técnicas de tratamento até softwares de gestão de clínicas e aplicações de inteligência artificial em diagnósticos. Essa cultura de inovação enriquece a experiência educacional e prepara os futuros profissionais para os desafios e oportunidades do mercado odontológico.

As universidades podem ir além, criando projetos de incubadoras e aceleradoras específicos para apoiar as odontotechs. Esses espaços oferecem uma rede de suporte abrangente, incluindo mentoria de especialistas, acesso a recursos financeiros e conexões valiosas com a indústria. Tais iniciativas facilitam o caminho para que ideias inovadoras saiam do papel e se transformem em negócios viáveis, contribuindo para o avanço do setor.

Colaborações internacionais

A odontologia brasileira, reconhecida por sua excelência e capacidade de inovação, está diante de uma oportunidade única de expandir seu horizonte por meio de colaborações internacionais. Estabelecer parcerias com instituições e empresas internacionais pode catalisar a introdução de novas tecnologias e práticas inovadoras no Brasil, impulsionando a qualidade e eficácia dos cuidados odontológicos oferecidos.

Uma das maiores vantagens das colaborações internacionais é o acesso facilitado a tecnologias de ponta e inovações emergentes no campo da odontologia. Parcerias com instituições de pesquisa e empresas estrangeiras podem permitir a transferência de conhecimento e tecnologia, desde técnicas avançadas de diagnóstico por imagem até novos materiais.

Colaborações internacionais também representam uma oportunidade para impulsionar a pesquisa e o desenvolvimento na odontologia brasileira. Parcerias com universidades e centros de pesquisa de renome mundial podem levar à realização de projetos conjuntos, explorando novas fronteiras científicas e desenvolvendo soluções inovadoras para desafios da área. Essas iniciativas elevam o padrão de excelência da pesquisa odontológica e promovem o intercâmbio acadêmico e profissional, enriquecendo a formação de pesquisadores e clínicos.

Além disso, as parcerias internacionais podem ser um catalisador para o empreendedorismo e a inovação. A colaboração com empresas estrangeiras pode oferecer insights valiosos sobre modelos de negócios bem-sucedidos, estratégias de mercado e práticas de gestão inovadoras. Isso é particularmente relevante para as odontotechs brasileiras, que podem se beneficiar do acesso a redes de investimento internacionais e a programas de aceleração, ampliando suas possibilidades de crescimento e sucesso no mercado global.

7.3 Estratégias para superar os desafios da odontologia

Melhoria do acesso e cobertura dos cuidados odontológicos com teleodontologia e rede de prestação de serviços

Como vimos, a odontologia no Brasil enfrenta desafios significativos relacionados ao acesso e cobertura dos cuidados odontológicos, particularmente em áreas rurais e comunidades de baixa renda. Para superar esses obstáculos, é fundamental a implementação de estratégias eficazes que garantam a todos os cidadãos o acesso à odontologia de qualidade. Entre as abordagens mais promissoras estão a implementação de políticas públicas inovadoras, focadas na expansão do acesso aos cuidados odontológicos, e a expansão da teleodontologia, conectada com outras tecnologias emergentes.

A expansão do acesso aos cuidados odontológicos requer um compromisso governamental com a implementação de políticas públicas inovadoras. Essas políticas devem ser construídas em colaboração com vários atores do ecossistema e podem incluir o aumento do financiamento para serviços odontológicos no sistema de saúde pública, a ampliação da rede de atendimento odontológico em áreas carentes e o incentivo à formação e alocação de profissionais de odontologia em regiões remotas ou subatendidas.

A teleodontologia também surge como uma solução inovadora para superar barreiras geográficas e melhorar o acesso a consultas odontológicas. Através do uso de tecnologias de comunicação, como videochamadas e plataformas online, os dentistas podem oferecer consultas, diagnósticos preliminares e orientações à distância. Essa abordagem facilita o acesso a cuidados odontológicos para pacientes em áreas remotas, principalmente quando combinada com outras tecnologias e estratégias.

A colaboração entre o setor público e privado, incluindo odontotechs, organizações não governamentais, indústrias e rede prestadora, pode desempenhar um papel crucial na melhoria do acesso e cobertura dos cuidados odontológicos, com a criação de soluções inovadoras que tornem os cuidados mais acessíveis para populações de baixa renda.

Aumento do financiamento e investimentos para odontotechs e projetos de inovação

Para superar os desafios enfrentados pelo setor odontológico no Brasil, especialmente no que diz respeito à inovação e ao

O ECOSSISTEMA DE INOVAÇÃO EM ODONTOLOGIA

desenvolvimento tecnológico, é crucial aumentar o financiamento e os investimentos. Uma estratégia eficaz envolve a implementação de incentivos fiscais e subsídios para empresas e startups dedicadas à inovação em odontologia, bem como o fomento de parcerias público-privadas (PPP) para o investimento em novas tecnologias e inovações no setor.

A introdução de incentivos fiscais e subsídios para empresas e startups que investem em inovação na odontologia é uma estratégia-chave para estimular o desenvolvimento do setor. Esses incentivos podem tomar várias formas, como reduções de impostos, créditos fiscais para pesquisa e desenvolvimento (P&D), e financiamento a taxas especiais para projetos inovadores. Ao reduzir o ônus financeiro sobre essas empresas, o governo pode encorajá-las a investir mais em pesquisa e inovação, acelerando assim o desenvolvimento de novas tecnologias, materiais e técnicas odontológicas.

Além disso, subsídios governamentais podem ser direcionados especificamente para startups e pequenas empresas que muitas vezes enfrentam dificuldades em acessar financiamento tradicional. Esses subsídios podem cobrir uma gama de necessidades, desde a fase inicial de concepção de ideias até a prototipagem e testes de mercado, oferecendo um suporte crucial para que inovações promissoras possam ser levadas adiante.

As parcerias público-privadas representam outra estratégia vital para o aumento do financiamento e investimentos em odontologia. Essas parcerias podem facilitar a colaboração entre universidades, instituições de pesquisa, o setor governamental e a indústria odontológica, criando um ecossistema propício à inovação. Através de PPPs, é possível combinar recursos financeiros, expertise técnica e infraestrutura para desenvolver e implementar soluções inovadoras que possam beneficiar todo o ecossistema.

Capacitação e educação continuada sobre inovação para dentistas e alunos(as) de odontologia

A constante evolução do campo da odontologia, impulsionada por avanços tecnológicos e inovações, demanda que profissionais do setor estejam em um processo contínuo de aprendizado e adaptação. Uma das estratégias mais eficazes para superar os desafios enfrentados pelo ecossistema de inovação em odontologia é o investimento em capacitação e educação continuada, especialmente em áreas como empreendedorismo inovador e tecnologias exponenciais.

O empreendedorismo inovador na odontologia envolve a compreensão de novos modelos de negócios, o desenvolvimento de odontotechs, e a implementação de soluções tecnológicas avançadas no setor. Programas de educação continuada que focam o empreendedorismo inovador são essenciais para equipar os profissionais com as habilidades necessárias para navegar no mercado atual, identificar oportunidades de inovação e transformar ideias em projetos viáveis.

As tecnologias exponenciais, como inteligência artificial, impressão 3D, robótica e teleodontologia, estão transformando o setor. A capacitação nessas tecnologias é fundamental para que os profissionais possam integrar essas inovações em suas práticas, melhorando a eficiência, a precisão e a personalização dos tratamentos. Programas de educação continuada devem incluir módulos práticos e teóricos sobre o uso dessas tecnologias, suas aplicações na odontologia e as implicações éticas e regulatórias de sua implementação.

Para implementar efetivamente programas de educação continuada na odontologia, é necessário:

- **Parcerias com universidades e instituições de pesquisa**: estabelecer conexões com instituições acadêmicas e de pesquisa para desenvolver e oferecer cursos atualizados que reflitam os últimos avanços no campo da odontologia.

O ECOSSISTEMA DE INOVAÇÃO EM ODONTOLOGIA

- **Plataformas de aprendizado EaD**: utilizar tecnologias de e-learning para oferecer acesso flexível e abrangente a programas de capacitação, permitindo que profissionais de todo o país atualizem seus conhecimentos sem a necessidade de deslocamento.

- **Certificação e acreditação**: implementar sistemas de certificação para cursos de educação continuada, assegurando que os programas atendam a padrões elevados de qualidade e relevância para o setor.

- **Incentivos para educação continuada**: criar incentivos, como pontos em programas de fidelidade ou incentivos dos conselhos de classe, para encorajar a participação dos dentistas em programas de capacitação.

Inclusão da agenda da sustentabilidade ambiental em toda a cadeia da odontologia

A inovação no desenvolvimento de materiais odontológicos sustentáveis é fundamental para reduzir o impacto ambiental da odontologia. Isso inclui o desenvolvimento de materiais biodegradáveis para uso em produtos descartáveis, bem como a pesquisa em alternativas sustentáveis para materiais clínicos. Além disso, a otimização de práticas odontológicas para reduzir o desperdício de recursos, como água e energia, é crucial. Isso pode ser alcançado através da adoção de equipamentos de alta eficiência energética, sistemas de reciclagem de água e práticas de gerenciamento de resíduos aprimoradas.

O compromisso com a pesquisa e desenvolvimento sustentável deve ser incentivado em todos os níveis da odontologia, integrando conceitos de sustentabilidade nos currículos acadêmicos e programas de educação continuada. Isso prepara os futuros dentistas para incorporar práticas *eco-friendly* em suas clínicas e contribui para a conscientização geral sobre questões ambientais.

Para promover uma transformação significativa rumo à sustentabilidade na odontologia, é essencial que políticas e regulamentações específicas sejam implementadas. Essas políticas podem incluir incentivos fiscais e subsídios para clínicas e empresas do setor que adotam práticas sustentáveis, bem como requisitos regulatórios para a redução de resíduos e o uso de materiais *eco-friendly*. Além disso, a criação de selos ou certificações de sustentabilidade para produtos e serviços odontológicos pode ajudar a orientar os consumidores em suas escolhas, promovendo um mercado mais consciente e responsável. Essas iniciativas, combinadas com campanhas de conscientização sobre a importância da sustentabilidade na odontologia, podem estimular uma mudança positiva em todo o setor.

O desenvolvimento sustentável na odontologia é uma jornada contínua que requer o compromisso de todos os atores do ecossistema, desde profissionais e acadêmicos até as indústrias, rede de franquias e o governo. Ao investir em pesquisa e desenvolvimento de materiais e práticas sustentáveis, e ao implementar políticas e regulamentações que incentivem a sustentabilidade, a odontologia pode desempenhar um papel vital na proteção do meio ambiente para as gerações futuras.

A transição para uma odontologia mais sustentável melhora a imagem e a responsabilidade social do setor, e abre novas oportunidades de negócios e inovação. Ao enfrentar esses desafios de frente, a odontologia brasileira pode liderar pelo exemplo, demonstrando que é possível oferecer cuidados de saúde de alta qualidade de maneira ambientalmente responsável.

7.4 Áreas de oportunidades para a criação de startups na odontologia

O empreendedorismo inovador na odontologia é uma área que está em constante evolução, onde a criação de negócios inovadores tem proporcionado melhorias significativas na qualidade de vida dos pacientes, no dia a dia do profissional e na eficiência operacional dos negócios. Portanto, a odontologia surge como uma área rica em oportunidades para o desenvolvimento de empresas nascentes de base tecnológica, chamadas de startups, que buscam resolver desafios, problemas e "dores" do mercado.

Startup que resolve uma "dor" do paciente e/ou responsável

Você é um(a) empreendedor(a) e quer resolver um problema ou desafio ligado ao paciente e/ou seu responsável. Portanto, a sua startup terá impacto direto no paciente ou no responsável pelo paciente. Esse então será o seu público-alvo.

Modelos de negócio

- Modelo *Business to Consumer* (B2C): nessa relação o beneficiário (paciente e/ou responsável) é quem mais perceberá valor na sua solução e, portanto, é alguém que poderia e desejaria pagar pela solução ofertada. Exemplos podem incluir novas tecnologias para pacientes especiais ou aplicativos que facilitam o agendamento e o acompanhamento de tratamentos ortodônticos.

- Modelo *Business to Business to Consumer* (B2B2C): uma outra opção seria uma instituição pagar pela sua solução e disponibilizar para o paciente/responsável utilizar. Uma rede de clínicas pode investir na sua tecnologia que depois é oferecida ao paciente, como softwares de gestão de saúde bucal que integram dados clínicos do paciente para oferecer um tratamento mais personalizado. Observe que nesse modelo a instituição paga pela sua solução, entretanto quem a utiliza é o paciente.

Startup que resolve uma "dor" do dentista ou técnico

Você é um(a) empreendedor(a) e quer resolver um problema ou desafio ligado ao profissional da odontologia. O impacto da sua startup será gerado diretamente no serviço prestado. A sua solução, portanto, resolve uma "dor" do profissional da odontologia na sua rotina de atendimento.

Modelos de negócio

- Modelo *Business to Consumer* (B2C): nessa relação o beneficiário (profissional da saúde) é quem mais verá valor na sua solução e, portanto, é alguém que poderia e desejaria pagar pela solução ofertada. O profissional de saúde poderia pagar pela sua solução via pessoa física (B2C) ou pessoa jurídica (B2B). Um exemplo poderia ser um novo dispositivo de diagnóstico por imagem que utiliza inteligência artificial.

- Modelo *Business to Business to Consumer* (B2B2C): uma outra opção seria uma instituição pagar pela sua solução e disponibilizar para o profissional da saúde utilizar. Uma rede de franquias pode fornecer ao seu corpo de dentistas acessos a plataformas de atualização profissional continuada ou novas ferramentas de diagnóstico digital que facilitam o dia a dia no consultório. Observe que nesse modelo a instituição paga pela sua solução, entretanto quem a utiliza é o profissional dentista (CPF).

Startup que resolve uma "dor" do ecossistema

Você é um(a) empreendedor(a) e quer resolver um problema ou desafio ligado ao ecossistema da odontologia. A sua startup terá impacto nas instituições, fornecedores, governo ou universidades. A sua solução resolverá uma "dor" dos atores do ecossistema, mas os profissionais da saúde e os pacientes não serão o público impactado diretamente. A sua startup resolverá um problema das instituições para que esses atores possam prover os insumos ou mesmo os produtos ou serviços que posteriormente serão destinados para a sociedade.

Modelos de negócio

- Modelo *Business to Business* (B2B) ou *Business to Government* (B2G): nessa relação o beneficiário (instituição) é quem mais verá valor na sua solução e, portanto, é alguém que poderia e desejaria pagar pela solução ofertada. Essa instituição pode ser pública ou privada. Exemplos incluem sistemas de gestão de resíduos de consultórios odontológicos públicos ou software que ajuda universidades na gestão de seus cursos de odontologia.

8

A GOVERNANÇA DE UM ECOSSISTEMA DE INOVAÇÃO

O ECOSSISTEMA DE INOVAÇÃO EM ODONTOLOGIA

Para que as estratégias e ações definidas pelos atores de um ecossistema de inovação sejam colocadas em prática, é necessária a criação de um grupo gestor, composto por representantes das diversas instituições que fazem parte do ecossistema. Esse grupo, que pode se organizar na forma de um comitê, conselho ou grupo de trabalho, além de garantir a direção do ecossistema, acompanhando a execução das ações e estratégias definidas, também pode atuar na facilitação das interações e conexões, definindo a forma como os diferentes atores e instituições podem colaborar para promover o fortalecimento do ecossistema.

A governança de um ecossistema de inovação, portanto, requer uma abordagem holística e adaptativa, que equilibre a necessidade de estruturas de governança claras e eficazes, com a flexibilidade necessária para promover a conexão e colaboração entre seus atores. Ao adaptar os princípios de governança corporativa tradicionais e explorar modelos inovadores, é possível criar mecanismos de governança sustentáveis para um ecossistema, gerando valor significativo para todos os atores e para o setor como um todo.

A transparência, equidade, prestação de contas e responsabilidade corporativa, princípios fundamentais da governança corporativa segundo o Instituto Brasileiro de Governança Corporativa (IBGC), são igualmente fundamentais no contexto da governança de ecossistemas de inovação. No entanto, esses princípios precisam ser adaptados para refletir a natureza colaborativa e a dinâmica fluida desses ecossistemas.

Seguindo a abordagem mais moderna sobre estruturas organizacionais fluidas e adaptáveis, a governança em ecossistemas de inovação pode se beneficiar da implementação de mecanismos de governança mais ágeis e descentralizados. Esses modelos permitem uma tomada de decisão mais rápida e eficiente, essencial para responder tempestivamente às oportunidades. Além disso, a adoção de práticas como a governança distribuída ou holocrática pode facilitar a colaboração equitativa entre os atores, garantindo que as vozes de todos os participantes sejam ouvidas e consideradas nas decisões estratégicas.

8.1 Proposta de valor diferenciada para cada grupo de atores

O sucesso de um ecossistema de inovação depende fundamentalmente da criação e entrega de uma proposta de valor clara e diferenciada para cada grupo de atores envolvidos. Isso significa entender as necessidades de cada ator e, principalmente, qual a motivação de cada um em estar ali. Compreender e atender a essas necessidades específicas é crucial para maximizar o potencial do ecossistema e garantir benefícios mútuos.

Para as universidades, a proposta de valor deve se concentrar na oportunidade de avançar no conhecimento acadêmico, promover a pesquisa aplicada e expandir as oportunidades de aprendizagem para estudantes. Colaborações com a iniciativa privada e o governo podem proporcionar recursos financeiros adicionais para pesquisas, enquanto parcerias com a sociedade organizada podem oferecer campos de estudos práticos que enriquecem o currículo acadêmico. A integração do ambiente acadêmico com desafios reais do mercado e da sociedade estimula a inovação e prepara os estudantes para liderar em um cenário de transformações.

Para a iniciativa privada, a proposta de valor deve envolver o acesso a novos conhecimentos, tecnologias e talentos das universidades, bem como a possibilidade de explorar incentivos e políticas de apoio oferecidos pelo governo. A colaboração com as universidades pode acelerar o desenvolvimento de produtos e serviços inovadores, enquanto a interação com o governo e a sociedade pode facilitar a entrada em novos mercados e a adoção de práticas sustentáveis que fortalecem a imagem corporativa.

O ECOSSISTEMA DE INOVAÇÃO EM ODONTOLOGIA

Para o governo, a proposta de valor pode envolver a capacidade de estimular o crescimento econômico, fomentar a criação de empregos e promover o bem-estar social por meio do apoio à inovação. Ao colaborar com universidades e a iniciativa privada, o governo pode direcionar recursos para áreas estratégicas, incentivando a pesquisa e o desenvolvimento em setores-chave. Além disso, ao envolver a sociedade organizada, o governo pode assegurar que as políticas de inovação estejam alinhadas com as necessidades e expectativas da população, promovendo um desenvolvimento inclusivo e sustentável.

Para a sociedade organizada, incluindo associações e conselhos de classe, a proposta de valor do ecossistema de inovação pode estar no potencial de influenciar o direcionamento da inovação no setor para resolver problemas sociais prementes e promover a inclusão. A colaboração com universidades, empresas e governo permite que esses atores participem ativamente na formulação de agendas de pesquisa e políticas de inovação, garantindo que os avanços tecnológicos beneficiem amplamente a sociedade e contribuam para a solução de desafios globais, como a sustentabilidade ambiental, saúde pública e educação. Além disso, o ecossistema de inovação pode oferecer uma grande oportunidade para esse grupo de promover discussões amplas, com a participação de todos os atores, sobre tecnologias exponenciais que estão transformando a odontologia.

8.2 Elementos básicos para a estruturação do grupo de governança de um ecossistema

A estruturação de um grupo de governança em ecossistemas de inovação requer a incorporação de elementos fundamentais que assegurem sua operação eficiente, representatividade e sustentabilidade a longo prazo. Esses elementos são cruciais para criar um ambiente propício ao desenvolvimento e à inovação, envolvendo de maneira equitativa todos os participantes do ecossistema.

Governança autônoma

Um dos pilares para a formação de um grupo de governança de um ecossistema de inovação é a autonomia. Isso significa que o grupo não pode ser dependente de uma instituição, por exemplo, e deve ter liberdade para definir suas próprias regras, processos e objetivos, garantindo que possa adaptar-se às mudanças do ecossistema sem depender excessivamente de uma única entidade ou influência externa. Essa autonomia é vital para a perenidade do grupo, permitindo que ele evolua conforme as necessidades do ecossistema e mantenha sua relevância e eficácia a longo prazo.

Representatividade

Para que o grupo de governança seja efetivamente representativo do ecossistema de inovação, deve incluir membros das quatro hélices: universidades, iniciativa privada, governo e sociedade organizada. A representatividade assegura que diferentes perspectivas e interesses sejam considerados nas decisões, fortalecendo o grupo e aumentando sua capacidade de ação. Uma governança que reflita a diversidade do ecossistema está mais bem equipada para identificar oportunidades, enfrentar desafios e promover iniciativas de inovação que beneficiem todos os participantes.

Participação de entidades públicas e privadas

A inclusão de entidades tanto públicas quanto privadas no grupo de governança é essencial para abranger amplamente os interesses e recursos do ecossistema. A colaboração entre o setor público e privado pode facilitar o acesso a financiamentos, promover políticas de apoio à inovação e garantir que as iniciativas estejam alinhadas com as metas econômicas e sociais. Além disso, essa composição mista promove uma visão mais holística dos desafios e oportunidades, contribuindo para soluções mais abrangentes.

Presença de empresas de todos os portes

A diversidade de empresas privadas dentro do grupo de governança, abrangendo desde startups e pequenas empresas até grandes corporações, assegura que as estratégias de inovação considerem tanto a agilidade e inovação das pequenas empresas quanto os recursos e alcance das grandes corporações, enriquecendo o ecossistema com uma gama ampla de capacidades e perspectivas.

Diversidade

Manter a diversidade dentro do grupo de governança é crucial para evitar a concentração em uma entidade específica, ou mesmo a concentração de pessoas do mesmo sexo ou cor, que poderia levar a um desequilíbrio na representação dos interesses do ecossistema. Uma governança diversificada promove um equilíbrio de poder e fala, assegurando que todas as vozes sejam ouvidas e que as decisões reflitam os interesses coletivos, e não apenas os interesses de um grupo de atores.

Raio de atuação

Definir o raio de atuação do grupo de governança é essencial para alinhar objetivos, estratégias e ações. Seja atuando em nível local, regional ou nacional, a governança deve adaptar suas iniciativas para atender às especificidades e necessidades de seu contexto operacional. Essa clareza de foco permite que o grupo de governança desenvolva estratégias mais direcionadas e efetivas.

9

INOVAÇÃO CORPORATIVA NA ODONTOLOGIA

A inovação corporativa refere-se à implementação de ideias, processos e práticas inovadoras dentro de uma organização, com o objetivo de aumentar a eficiência, capturar novos mercados ou melhorar a posição competitiva. Esse conceito requer uma transformação cultural que incentive a criatividade, a tomada de risco calculada e a busca contínua por melhorias. As empresas que adotam a inovação corporativa frequentemente estabelecem estruturas e processos dedicados, como laboratórios de inovação, programas de aceleração interna e equipes multidisciplinares, para explorar oportunidades e responder de forma ágil às mudanças no mercado. Entretanto, ainda que as empresas tenham profissionais, áreas e setores específicos para o tema, a inovação não pode ser um projeto isolado dentro da organização. A inovação deve permear todas as áreas e ser de responsabilidade de todos. Essa abordagem molda a cultura de inovação na organização e ajuda a atrair e reter talentos ao criar um ambiente de trabalho estimulante e orientado para a transformação.

Inovação aberta, um conceito popularizado por Henry Chesbrough, é uma extensão da inovação corporativa que reconhece o valor de ideias e soluções desenvolvidas fora das fronteiras organizacionais. Ao contrário dos modelos tradicionais fechados de inovação, que se limitam ao conhecimento interno, a inovação aberta promove a colaboração entre empresas, startups e instituições acadêmicas, para cocriar e compartilhar conhecimento e recursos. Esse processo advém do fato de que nenhuma empresa, independentemente do tamanho ou dos recursos, consegue inovar sozinha. Portanto, ao adotar uma abordagem aberta nos projetos de inovação, as corporações se abrem à colaboração com outros atores, o que permite acelerar o desenvolvimento de novos produtos e serviços, diversificar suas ofertas e adaptar-se mais rapidamente às necessidades do mercado.

A gestão eficaz da inovação corporativa na odontologia é crucial para consolidar e nutrir um ecossistema de inovação robusto. Uma das estratégias fundamentais nesse processo envolve a criação e

O ECOSSISTEMA DE INOVAÇÃO EM ODONTOLOGIA

manutenção de uma cultura organizacional que valorize e fomente a inovação. Isso significa não apenas incentivar a geração de novas ideias e soluções, mas também estabelecer um ambiente onde a experimentação e o risco calculado são encorajados. Empresas do setor odontológico devem se esforçar para serem espaços onde a criatividade e a inovação são celebradas, e onde os funcionários se sintam seguros para explorar novos métodos e tecnologias. Isso pode ser alcançado através de programas de formação continuada, workshops e a criação de equipes dedicadas à inovação.

Outra estratégia-chave para a gestão da inovação corporativa na odontologia é a colaboração efetiva entre os diversos atores do ecossistema. Isso envolve a formação de parcerias estratégicas entre clínicas, universidades, indústria e outras organizações do setor. Essas parcerias podem facilitar a partilha de conhecimentos e recursos, acelerando o desenvolvimento e a implementação de novas tecnologias e práticas. Além disso, é crucial estabelecer canais de comunicação eficientes entre os diferentes atores, permitindo o fluxo livre de ideias e feedbacks. Essas interações colaborativas são fundamentais para criar um ecossistema de inovação coeso, onde o conhecimento e a experiência são compartilhados para o benefício do setor.

A gestão da inovação corporativa também deve envolver uma abordagem estratégica para o investimento em pesquisa e desenvolvimento (P&D). Isso significa não apenas alocar recursos financeiros, mas também dedicar tempo e esforço para identificar áreas onde a inovação é mais necessária e onde pode ter o maior impacto. Além disso, é essencial acompanhar as tendências emergentes e os avanços tecnológicos em áreas relacionadas, como a biotecnologia e a informática, para prever como essas tendências podem ser aplicadas no setor. Uma gestão eficaz da inovação também implica uma abordagem equilibrada entre o foco em inovações incrementais, de curto prazo, que podem trazer melhorias imediatas na empresa, e investimentos em inovações disruptivas, de longo prazo, que têm o potencial de transformar radicalmente o setor.

9.1 Ações estratégicas para fomentar a inovação nas empresas e instituições ligadas à odontologia

Investimento em pesquisa e desenvolvimento (P&D)

Ao concentrar recursos em áreas emergentes como inteligência artificial, biotecnologia e sustentabilidade, e adotar estratégias para ampliar o financiamento e apoio à pesquisa, a inovação nas empresas e instituições poderia avançar ainda mais, trazendo benefícios para todo o ecossistema.

Algumas estratégias para estimular o aumento dos investimentos em P&D:

- **Parcerias público-privadas**: incentivar parcerias entre governos, universidades e empresas privadas para criar um fluxo de recursos e expertise que impulsionaria a inovação. Essas parcerias poderiam facilitar o compartilhamento de infraestruturas de pesquisa, acesso a financiamentos e desenvolvimento de projetos colaborativos.

- **Incentivos fiscais**: oferecer incentivos fiscais para empresas que investem em P&D em odontologia poderia estimular a inovação no setor privado. Esses incentivos poderiam assumir a forma de reduções de impostos, créditos fiscais para pesquisa e desenvolvimento ou subvenções diretas para projetos específicos.

- **Programas de subsídios governamentais**: governos poderiam estabelecer programas de subsídios para projetos

O ECOSSISTEMA DE INOVAÇÃO EM ODONTOLOGIA

de pesquisa na indústria, com foco em áreas estratégicas como IA, biotecnologia e sustentabilidade.

Educação empreendedora e formação continuada

Investir na educação empreendedora e na formação continuada é uma ação estratégica que poderia impulsionar a inovação nas empresas e instituições. E não se trata de capacitar somente dentistas e acadêmicos(as) de odontologia, mas sim todas as pessoas que de alguma forma estejam ligadas ao ecossistema, sejam executivos, lideranças, dirigentes e profissionais de outras áreas. Ao equipar as pessoas que fazem parte das empresas e organizações com as habilidades necessárias para navegar no ambiente de inovação e tecnologia, podemos garantir que o setor esteja preparado para os desafios e mudanças do futuro.

A educação empreendedora inclui não apenas a capacidade de gerenciar um CNPJ com eficiência, mas também a habilidade de identificar e aproveitar oportunidades de inovação na área. Programas de educação empreendedora poderiam abranger:

- **Gestão de negócios**: oferecer conhecimentos sobre gestão financeira, marketing, recursos humanos e administração.

- **Inovação e tecnologia**: ensinar sobre as tecnologias exponenciais e como elas podem ser aplicadas para melhorar a performance e a gestão de um negócio.

- **Desenvolvimento de startups**: orientar sobre como criar e lançar odontotechs, cobrindo desde a ideia inicial até a escala.

Já a formação continuada é essencial para que os profissionais se mantenham atualizados com as mais recentes inovações e tecnologias. Com o setor em constante mudança, os profissionais precisam estar cientes das novas técnicas, materiais e equipamentos que estão moldando o futuro da odontologia. Os programas de formação continuada poderiam incluir:

- **Novas técnicas e materiais**: educar sobre os avanços em materiais, novas técnicas e procedimentos cirúrgicos.

- **Odontologia digital**: oferecer treinamento em odontologia digital, incluindo design assistido por computador (CAD), fabricação assistida por computador (CAM), impressão 3D e radiologia digital.

- **Inteligência artificial e análise de dados**: proporcionar conhecimento sobre como a IA e a análise de dados podem ser usadas para auxiliar os profissionais e as organizações.

Algumas estratégias que poderiam ser adotadas para viabilizar programas de educação empreendedora e educação continuada nas empresas e organizações:

- **Parcerias com universidades e institutos de tecnologia**: colaborar com instituições acadêmicas para desenvolver programas de educação empreendedora e formação continuada.

- **Plataformas online e EaD**: utilizar plataformas de aprendizagem online para facilitar o acesso a capacitações, cursos e workshops, permitindo que profissionais de todo o país participem.

- **Conferências e seminários**: organizar eventos que reúnam especialistas, acadêmicos e profissionais da indústria para compartilhar conhecimentos e experiências.

Fomento à cultura de inovação no setor

Fomentar uma cultura de inovação no setor odontológico requer um esforço coordenado entre Instituições de Ensino Superior, empresas, governo e a sociedade organizada. Ao cultivar um ambiente que valoriza a criatividade, a colaboração e o pensamento inovador, é possível impulsionar o avanço contínuo do setor odontológico, beneficiando todos os atores do ecossistema.

Cultura da inovação na formação acadêmica

O processo de moldar uma cultura de inovação na odontologia poderia começar nas Instituições de Ensino Superior. Algumas estratégias que poderiam contribuir:

- **Criar a disciplina de empreendedorismo e inovação**: incorporar disciplinas que ensinem gestão de empresas, empreendedorismo, gestão da inovação e pensamento crítico na formação dos dentistas.

- **Fomentar projetos de pesquisa inovadores**: encorajar e apoiar projetos de pesquisa que explorem novas áreas da odontologia, como o uso de tecnologias exponenciais.

- **Promover maratonas de ideias (ideathons) e hacka-thons**: organizar eventos que estimulem os estudantes a desenvolverem soluções criativas para problemas reais do setor odontológico.

Cultura da inovação no ambiente corporativo

Algumas estratégias que poderiam auxiliar na criação de uma cultura de inovação nas empresas:

- **Estabelecer metas de inovação e mensurar os resultados alcançados:** definir objetivos claros para as iniciativas de inovação e incorporá-los na estratégia empresarial. Considerar que criar iniciativas de inovação é importante; entretanto, medir os resultados das iniciativas e o seu impacto na estratégia do negócio é mais importante ainda.

- **Criar espaços de colaboração:** desenvolver espaços onde os funcionários possam colaborar, compartilhar ideias e trabalhar em projetos inovadores. A inovação não é de responsabilidade de um líder ou uma área, a inovação é responsabilidade de todos na organização.

- **Incentivar a formação continuada:** oferecer oportunidades para que os funcionários se atualizem sobre empreendedorismo, inovação e tecnologia.

Apoio para as odontotechs e seus empreendedores

A inovação no setor odontológico é impulsionada não apenas por pesquisas e desenvolvimentos tecnológicos, mas também pela capacidade de transformar essas inovações em soluções práticas e acessíveis para o mercado. Nesse contexto, as odontotechs e os empreendedores desempenham um papel crucial. Para fomentar uma onda sustentável de inovação, seria essencial oferecer recursos robustos que apoiem startups e empreendedores na transformação de suas ideias em negócios viáveis e impactantes.

Um dos maiores desafios enfrentados por odontotechs e empreendedores é o acesso a financiamento. Algumas estratégias para superar esse obstáculo:

- **Fomentar fundos de investimento específicos:** criar ou incentivar fundos de investimento dedicados ao setor odontológico, que possam fornecer capital semente, financiamento de startups em estágio inicial e apoio ao crescimento de startups.

- **Subsídios e incentivos governamentais**: implementar programas governamentais que ofereçam subsídios, créditos fiscais ou outros incentivos financeiros para startups que estejam desenvolvendo soluções inovadoras na odontologia.

Outro desafio dos empreendedores é conseguir um ambiente propício para desenvolver seus projetos. Oferecer espaços físicos onde empreendedores possam trabalhar, colaborar e desenvolver suas ideias é outra iniciativa fundamental. Algumas estratégias que poderiam ser utilizadas:

- **Criação de incubadoras e aceleradoras**: criar ou apoiar incubadoras e aceleradoras especializadas em saúde para receber projetos da odontologia, fornecendo não apenas espaço de trabalho, mas também acesso a mentorias, treinamentos e serviços de suporte empresarial.

- **Coworkings temáticos**: criar espaços de coworking facilitando a interação entre empreendedores, profissionais da odontologia e desenvolvedores de tecnologia.

O sucesso de uma startup muitas vezes depende das conexões e da rede de contatos de seus fundadores. Algumas estratégias importantes:

- **Organizar eventos de networking**: organizar eventos, conferências e encontros de networking específicos para o setor odontológico, onde empreendedores possam encontrar potenciais investidores, parceiros e clientes.

- **Plataformas de colaboração online**: desenvolver plataformas online que conectem empreendedores da odontologia a uma rede global de mentores, especialistas e investidores interessados no setor.

Além do financiamento, do espaço de trabalho e das conexões, as odontotechs e empreendedores também necessitam de suporte para o desenvolvimento e validação de suas soluções. Algumas estratégias para esse desafio:

- **Laboratórios e equipamentos compartilhados**: oferecer acesso a laboratórios e equipamentos de ponta, permitindo que startups desenvolvam e testem suas inovações em condições reais.

- **Programas de prototipagem e validação**: criar programas que facilitem a realização de prototipagem e testes, essenciais para a validação das soluções desenvolvidas.

Criação de observatório para monitoramento e avaliação de tendências no ecossistema da saúde

Em um mundo onde a velocidade da inovação define os líderes de mercado, o setor odontológico não é exceção. Para garantir que a odontologia no Brasil permaneça na vanguarda, é crucial implementar ações estratégicas que permitam a identificação precoce de tendências globais e inovações na saúde. Nesse contexto, a criação de um observatório dedicado ao monitoramento e à avaliação de tendências no ecossistema da saúde surge como uma iniciativa inovadora.

O observatório teria como objetivo principal manter o setor odontológico atualizado sobre desenvolvimentos globais, incluindo:

- **Novas tecnologias**: monitoramento de avanços tecnológicos, como inteligência artificial, impressão 3D e biotecnologia, que têm o potencial de transformar todo o setor.

O ECOSSISTEMA DE INOVAÇÃO EM ODONTOLOGIA

- **Mudanças na expectativa dos pacientes**: avaliação das mudanças nas expectativas e necessidades dos pacientes.

- **Tendências de mercado**: análise das tendências de mercado, incluindo novos modelos de negócios na saúde, para que empreendedores e gestores possam desenvolver estratégias competitivas e inovadoras na odontologia.

- **Políticas públicas**: acompanhamento das políticas de saúde pública e regulamentações que afetam o setor odontológico, garantindo que as práticas estejam em conformidade e aproveitando oportunidades de financiamento e parcerias.

Benefícios do observatório para o ecossistema da odontologia

- **Antecipação da mudança**: ao entender as tendências e inovações globais, o setor odontológico pode se antecipar às mudanças, adaptando-se de forma proativa em vez de reativa.

- **Fomento à inovação**: o conhecimento gerado pelo observatório pode inspirar inovações, estimulando o desenvolvimento de novas tecnologias, materiais e práticas.

- **Tomada de decisão baseada em evidências**: as análises e relatórios produzidos pelo observatório fornecem uma base sólida para a tomada de decisões estratégicas por parte de gestores, pesquisadores e formuladores de políticas.

- **Colaboração e parcerias**: o observatório pode facilitar a colaboração entre universidades, institutos de pesquisa, empresas e o governo, promovendo o desenvolvimento de projetos conjuntos e parcerias estratégicas.

Estratégias para implementação do observatório

- **Parcerias estratégicas:** buscar parcerias com universidades, organizações de pesquisa e entidades governamentais para compartilhamento de conhecimentos e recursos.

- **Plataforma digital:** desenvolver uma plataforma digital para a disseminação das informações, incluindo relatórios, análises de tendências e recomendações estratégicas.

- **Engajamento do ecossistema:** promover o engajamento ativo do ecossistema com o observatório, incentivando a participação em pesquisas e a utilização dos insights gerados para inovação.

Regulamentação flexível e adaptativa

Desenvolver um arcabouço regulatório que seja ao mesmo tempo rigoroso em termos de segurança e qualidade, mas flexível o suficiente para não impedir o desenvolvimento e a adoção de inovações é essencial para o avanço da inovação nas empresas e organizações.

Para criar um ambiente regulatório que apoie a inovação, é necessário:

- **Processos de aprovação ágeis:** implementar processos de aprovação mais rápidos para inovações e novas tecnologias, sem comprometer o exercício ético da profissão e a segurança do paciente.

- **Atualização contínua das regulamentações:** as regulamentações devem ser revisadas e atualizadas regularmente para contemplar os avanços tecnológicos e as mudanças nas práticas do setor.

- **Feedback dos atores do ecossistema:** incluir feedback de dentistas, acadêmicos, pesquisadores, gestores, fabricantes e sociedade civil no processo de formulação e revisão das regulamentações.

10

PERSPECTIVAS FUTURAS PARA OS LÍDERES INOVADORES DA ODONTOLOGIA 4.0

O ECOSSISTEMA DE INOVAÇÃO EM ODONTOLOGIA

Como vimos ao longo do livro, compreender a inovação na odontologia é mais do que apenas reconhecer as tecnologias emergentes e a odontologia digital. Trata-se de entender profundamente as mudanças e como elas afetarão a todos os envolvidos — desde dentistas empreendedores e gestores de clínicas até executivos das indústrias de equipamentos e materiais odontológicos. Esse entendimento é vital para antecipar e se adaptar às tendências futuras que irão moldar o setor, garantindo a sobrevivência no mercado e a sua sustentabilidade no cenário em constante transformação.

O termo "Odontologia 4.0" representa a convergência da tecnologia digital com os processos tradicionais da odontologia, marcando uma nova era de inovação e eficiência. Inspirada nos princípios da Indústria 4.0, essa abordagem integra inteligência artificial, big data, robótica e Internet das Coisas (IoT) para transformar o setor.

Portanto, esse olhar para o futuro não é somente um exercício de previsão, mas uma preparação necessária para todo o ecossistema. Ao compreender e antecipar as tendências, os atores podem se posicionar de maneira proativa para liderar na era da odontologia 4.0.

10.1 Tendências na odontologia na visão do autor

Integração de tecnologias exponenciais

A integração de tecnologias avançadas como inteligência artificial, Internet das Coisas (IoT), robótica, tecnologia 5G, biossensores, CAD/CAM, metaverso e teleodontologia moldará o futuro da odontologia. Essas inovações melhoram a qualidade do atendimento e a eficiência dos tratamentos, além de abrirem novos caminhos para a educação e a experiência do paciente. À medida que essas tecnologias evoluem e se tornam mais integradas à prática odontológica, podemos esperar avanços significativos na forma como a odontologia é ensinada e praticada.

Inteligência artificial no diagnóstico e planejamento do tratamento

A IA está se tornando cada vez mais uma ferramenta indispensável na odontologia, oferecendo novas possibilidades para diagnóstico e planejamento dos tratamentos. Softwares baseados em IA podem analisar imagens com altíssima precisão, identificando padrões que poderiam passar despercebidos ao olho humano. Além disso, a IA pode auxiliar na criação de planos de tratamento personalizados, otimizando a eficácia e reduzindo o tempo desses tratamentos. Espera-se que essa tecnologia avance ainda mais, proporcionando diagnósticos mais rápidos, precisos e menos invasivos.

Internet das Coisas na odontologia (IoDT)

A Internet das Coisas (IoT), no caso da odontologia *Internet of Dental Things* (IoDT), pode revolucionar a odontologia, integrando dispositivos conectados para melhorar os cuidados e a experiência do paciente, além de otimizar a gestão clínica. No consultório, equi-

O ECOSSISTEMA DE INOVAÇÃO EM ODONTOLOGIA

pamentos inteligentes, desde cadeiras odontológicas até scanners intraorais e sistemas de raio-x, podem coletar e compartilhar dados em tempo real, permitindo diagnósticos mais precisos e tratamentos personalizados. Esses dispositivos conectados facilitariam o monitoramento contínuo e em tempo real, da saúde bucal do paciente, permitindo intervenções preventivas e a detecção precoce de agravos. Além disso, a IoDT possibilitaria uma gestão de clínica mais eficiente, com sistemas automatizados para controle de estoque de materiais, manutenção de equipamentos e agendamento de consultas.

Fora do ambiente clínico, a IoDT tem o potencial de transformar a manutenção da saúde bucal em casa. Dispositivos de uso pessoal, como escovas de dentes inteligentes e alinhadores invisíveis conectados, podem fornecer feedback instantâneo sobre técnicas de higiene, registrar hábitos de cuidado bucal e até mesmo alertar sobre áreas que necessitam de atenção adicional.

Robótica e tecnologia 5G

A integração da robótica e da tecnologia 5G na odontologia marca o início de uma revolução tecnológica no setor, prometendo transformações significativas tanto nos procedimentos clínicos quanto na gestão da prática odontológica. A robótica, com sua capacidade de realizar tarefas complexas com extrema precisão, oferece novas possibilidades para cirurgias e procedimentos restauradores. Cirurgias assistidas por robôs, por exemplo, podem aumentar a precisão dos implantes dentários, reduzindo o risco de complicações e melhorando os resultados para os pacientes. Além disso, a robótica pode ser utilizada para automatizar tarefas repetitivas ou de alta precisão em etapas laboratoriais.

A tecnologia 5G, com sua alta velocidade de transmissão de dados e baixa latência, é o complemento perfeito para a robótica na odontologia, permitindo, por exemplo, o uso da teleodontologia para procedimentos remotamente assistidos em tempo real. Isso possibilita especialistas realizarem consultas e até mesmo supervisionarem cirurgias, de qualquer parte do mundo.

Biossensores

Esses dispositivos avançados, capazes de detectar condições específicas na saliva ou no tecido bucal, oferecem uma janela para o estado geral de saúde do paciente, permitindo diagnósticos precoces de doenças bucais e sistêmicas, que podem se manifestar inicialmente na cavidade oral. A aplicação de biossensores na odontologia vai desde a detecção precoce de cárie e doenças periodontais até a monitorização de biomarcadores para condições como diabetes e câncer oral.

Além do impacto nos diagnósticos, os biossensores têm o potencial de personalizar o atendimento odontológico. Ao fornecer dados em tempo real sobre a resposta de um paciente a tratamentos específicos, esses dispositivos podem ajudar os dentistas a ajustarem abordagens terapêuticas para atender às necessidades individuais, otimizando resultados e minimizando o risco de complicações. A integração de biossensores com plataformas digitais de saúde também pode melhorar o acompanhamento do paciente, permitindo uma comunicação contínua entre consultas e promovendo uma abordagem mais proativa e colaborativa para a gestão da saúde bucal.

Tecnologia CAD/CAM

A tecnologia CAD/CAM (Desenho Assistido por Computador/ Fabricação Assistida por Computador) na odontologia já representa uma das inovações mais significativas no campo da odontologia nas últimas décadas e promete avançar ainda mais. Essa tecnologia permite a concepção e fabricação digital de restaurações dentárias,

O ECOSSISTEMA DE INOVAÇÃO EM ODONTOLOGIA

como coroas, facetas, inlays, onlays e até mesmo próteses dentárias completas, com uma precisão e velocidade sem precedentes.

Além dos benefícios diretos para os procedimentos restauradores, a tecnologia CAD/CAM também está revolucionando a educação e planejamento em odontologia. Os profissionais podem utilizar os modelos digitais para orientar os pacientes sobre seus tratamentos, mostrando simulações dos resultados esperados antes mesmo de iniciar o procedimento. Isso facilita uma melhor comunicação entre o dentista e o paciente, ajudando a estabelecer expectativas realistas e aumentando a confiança no tratamento proposto. Adicionalmente, a capacidade de armazenar digitalmente os registros odontológicos dos pacientes oferece uma ferramenta valiosa para o acompanhamento a longo prazo da saúde bucal, permitindo comparações precisas ao longo do tempo e um melhor gerenciamento dos cuidados.

Metaverso

O metaverso, um universo digital imersivo, está surgindo como uma nova fronteira na educação e na conexão entre as pessoas. No campo educacional, pode oferecer aos acadêmicos a oportunidade de praticar a odontologia em um ambiente virtual seguro e realista. No atendimento ao paciente, o metaverso pode ser utilizado para consultas iniciais, educação sobre saúde bucal e até para ajudar na redução da ansiedade e da fobia, através de experiências imersivas.

Teleodontologia

A telessaúde, impulsionada pela necessidade de atendimento remoto durante a pandemia da covid-19, está se tornando uma parte essencial do setor de saúde. Essa tecnologia permite que os profissionais de saúde realizem consultas à distância, oferecendo diagnósticos preliminares, aconselhamento e encaminhamentos quando necessário. A teleodontologia é particularmente benéfica para pacientes em áreas remotas ou para aqueles com dificuldades de acesso às clínicas odontológicas, garantindo que mais pessoas possam receber orientação e ser monitoradas com qualidade.

Blockchain na gestão de registros clínicos

A incorporação da tecnologia blockchain na gestão de registros clínicos representa uma tendência promissora na odontologia, oferecendo benefícios significativos em termos de segurança, integridade de dados e interoperabilidade. Essa inovação melhora a proteção dos dados do paciente e aprimora a colaboração entre diferentes atores do ecossistema. À medida que a odontologia avança para uma era mais digital e interconectada, a blockchain se destaca como uma ferramenta valiosa para promover um atendimento odontológico mais seguro, eficiente e integrado.

O principal benefício da implementação da blockchain na gestão de registros clínicos é a segurança aprimorada e a integridade dos dados. Cada interação do paciente, desde consultas iniciais, diagnósticos, planos de tratamento até resultados finais, pode ser registrada na blockchain de maneira segura e imutável. Uma vez armazenadas, as informações não podem ser alteradas ou excluídas, garantindo a confiabilidade e a precisão do histórico clínico do paciente.

Um dos principais desafios no setor da saúde é a falta de interoperabilidade entre diferentes sistemas de gestão de registros clínicos. A tecnologia blockchain pode auxiliar nesse desafio, facilitando a interoperabilidade entre diferentes prestadores de saúde. Com a blockchain, os registros clínicos podem ser compartilhados de forma transparente e segura entre diferentes plataformas, mantendo a integridade dos dados. Isso permite uma visão mais abrangente da saúde bucal do paciente, contribuindo para uma melhor coordenação dos cuidados e um tratamento mais eficiente e personalizado.

CRISPR

A tecnologia CRISPR (*Clustered Regularly Interspaced Short Palindromic Repeats*) está prestes a revolucionar a odontologia, prometendo avanços significativos no tratamento de doenças bucais genéticas e na regeneração de tecidos. Essa técnica de edição de genes, que permite alterações precisas no DNA de organismos vivos, tem o potencial de ser aplicada no combate a condições como a periodontite e a cárie dentária, que têm componentes genéticos significativos em sua etiologia. Além disso, a CRISPR oferece a possibilidade de promover a regeneração de tecidos danificados na boca, incluindo dentes e ossos, uma perspectiva anteriormente inimaginável. Isso poderia transformar completamente o paradigma de tratamento para a perda dentária e doenças periodontais.

Além das aplicações clínicas diretas, a CRISPR também pode contribuir para a pesquisa odontológica, facilitando o estudo de doenças bucais em nível molecular e melhorando o entendimento dos mecanismos subjacentes que levam a essas condições. Isso poderia acelerar o desenvolvimento de novas terapias direcionadas e personalizadas, otimizando o cuidado e o manejo dos pacientes. A integração da CRISPR na prática odontológica ainda está em seus estágios iniciais, enfrentando desafios éticos e regulatórios significativos. No entanto, à medida que essas questões forem sendo abordadas, a CRISPR tem o potencial de abrir novos caminhos para tratamentos preventivos e regenerativos na odontologia, marcando uma nova era na saúde bucal.

Personalização do cuidado ao paciente

A personalização dos cuidados odontológicos é uma tendência que está moldando o futuro da saúde. Com tratamentos e soluções customizados às necessidades individuais de cada paciente, impulsionados por dados e análises precisas, a odontologia está caminhando em direção a uma abordagem mais integrada, eficaz e centrada no paciente.

Com o advento de tecnologias como inteligência artificial e big data, os profissionais podem agora acessar e analisar grandes volumes de informações, desde históricos clínicos detalhados até padrões complexos de saúde bucal. Essa análise aprofundada permite a identificação de condições específicas, a previsão de riscos futuros e a formulação de planos de tratamento que são verdadeiramente personalizados para cada paciente.

A personalização também se reflete nos avanços no diagnóstico e no planejamento de tratamento. Técnicas de imagem avançadas, como tomografia computadorizada e radiografia digital, proporcionam uma visão mais detalhada e precisa da condição do paciente. Além disso, softwares de planejamento de tratamento permitem simulações detalhadas e ajustes personalizados, garantindo que cada tratamento seja otimizado para as necessidades específicas do paciente.

A personalização dos cuidados odontológicos também envolve uma maior interdisciplinaridade. Isso significa que os dentistas estão cada vez mais colaborando com outros profissionais de saúde para oferecer um cuidado integral, que leve em conta não apenas a condição bucal, mas também outras condições de saúde que podem influenciar ou ser influenciadas pela saúde bucal.

Expansão do acesso e cobertura

A expansão do acesso e cobertura dos cuidados odontológicos representa uma das tendências mais significativas e necessárias na odontologia contemporânea. As iniciativas voltadas para essa expansão, especialmente em áreas menos atendidas, não são apenas uma questão de saúde pública, mas também um imperativo ético e social. Reduzir as disparidades no acesso aos cuidados odontológicos é crucial para garantir que todos os indivíduos, independentemente de sua localização geográfica ou condição socioeconômica, tenham a oportunidade de receber tratamento odontológico adequado e de qualidade.

As disparidades no acesso aos cuidados odontológicos são um problema global, mas são particularmente acentuadas em países com grandes diferenças socioeconômicas e desafios de infraestrutura. Áreas rurais, comunidades de baixa renda e populações marginalizadas frequentemente enfrentam dificuldades significativas no acesso a serviços odontológicos básicos, o que pode levar a um declínio geral na qualidade de vida.

Desenvolvimento contínuo de talentos na universidade

O desenvolvimento contínuo de talentos nas universidades é fundamental para preparar os futuros profissionais da odontologia para um setor em constante transformação. Ao integrar ensino de tecnologias emergentes, fomentar habilidades empreendedoras, promover a aprendizagem contínua e estimular a inovação e criatividade, as universidades podem assegurar que seus graduados acompanhem e liderem as mudanças e inovações no setor odontológico. Compreender o seu papel no ecossistema de inovação em odontologia é vital para que esses futuros profissionais contribuam significativamente para o avanço do setor.

Foco em sustentabilidade e responsabilidade social

A odontologia está caminhando em direção a uma era de maior conscientização, onde a sustentabilidade e a responsabilidade social surgem como tendências. Essa mudança reflete um entendimento mais profundo dos impactos ambientais e sociais associados à prática odontológica, e uma busca por soluções que sejam eficientes e ao mesmo tempo alinhadas com princípios ecológicos e éticos.

Na busca por uma maior sustentabilidade, a odontologia está adotando práticas que abrangem desde a gestão eficiente de resíduos até o uso de materiais e tecnologias mais sustentáveis. A gestão de resíduos nas clínicas e consultórios odontológicos está se tornando mais refinada, com ênfase na redução de resíduos, reciclagem e uso de materiais biodegradáveis. Além disso, há um interesse crescente na pesquisa e adoção de materiais sustentáveis, que não prejudiquem o meio ambiente em sua produção e descarte. O uso de tecnologias que economizam energia e recursos, como equipamentos de baixo consumo energético e sistemas eficientes de purificação de água, também está ganhando espaço.

Paralelamente à sustentabilidade, a responsabilidade social se destaca como um elemento crucial na odontologia. Essa responsabilidade se manifesta principalmente na expansão do acesso aos cuidados odontológicos para comunidades carentes e populações mal atendidas, seja por meio de programas de saúde pública, clínicas móveis ou iniciativas de teleodontologia. Educar e conscientizar sobre saúde em comunidades menos privilegiadas é outra dimensão importante dessa tendência.

11

TRÊS DICAS DE OURO PARA QUEM QUER SE DIFERENCIAR NA ODONTOLOGIA ATRAVÉS DA INOVAÇÃO

No cenário atual, onde a inteligência artificial (IA) está transformando as profissões, muitos profissionais se sentem ameaçados e temerosos. O receio de serem substituídos pelas máquinas tem tirado o sono de muita gente. Previsões "mirabolantes" têm assustado ainda mais, quando dão conta de que "até o ano tal, x profissões deixarão de existir" ou "profissional y será substituído pelo robô". Porém, convido você a refletir um pouco e, enquanto isso, posso garantir (pelo menos no meu ponto de vista) que a IA não vai substituir ninguém, e que muito do que você lê ou escuta não faz o menor sentido (embora você aceite como verdade).

O que faz um profissional se diferenciar no mercado? A sua formação? O seu cargo? Eu tenho uma tese: a inquietude e a curiosidade são duas coisas que me diferenciam da maioria. Eu sou dentista de formação e produzo conteúdo sobre estratégia, liderança, empreendedorismo e inovação, coisa que poucos colegas fazem. E eu não sou mais inteligente que eles, não tenho título de doutorado ou mestrado e nem nasci em "berço de ouro". Simplesmente busquei aprender coisas novas e descobri um novo mundo com base nas minhas curiosidades e inquietudes. Nunca esperei que alguém viesse me falar desses temas, fui lá, pesquisei, testei, acertei e errei, mas, acima de tudo, aprendi.

O grande problema é que com o advento da internet, e principalmente das redes sociais, nós estamos perdendo a capacidade de questionar as coisas. Talvez pelo excesso de informação nas redes, tem ficado mais fácil seguir o ponto de vista da maioria, e isso tem nos deixado sempre na zona de conforto e cada vez menos curiosos. Acompanho discussões nas redes sociais de temas polêmicos na odontologia, tais como: teleodontologia, ensino EaD, inteligência artificial e outros, e vejo muito colega revoltado, dando opinião sem ter o menor conhecimento da causa. Simplesmente porque a maioria é contra, o colega passa a ser contra também. É o efeito manada. A zona de conforto nos faz pensar que sabemos tudo e ter aversão à

O ECOSSISTEMA DE INOVAÇÃO EM ODONTOLOGIA

mudança; quando deixamos de ser curiosos, aceitamos as coisas como elas são, sem nos questionarmos "por que" são assim. Estamos perdendo a nossa amplitude vocabular (conhece a turma do "tipo assim"?), perdendo a capacidade de refletir sobre as coisas e perdendo nosso senso crítico.

Tudo isso tem nos distanciado cada vez mais da realidade do mercado de trabalho que se apresenta. Em tempos de tecnologias exponenciais como a inteligência artificial, a chave para sobreviver e prosperar no mercado de trabalho é abraçar a nossa curiosidade nata e ampliar nosso vocabulário e repertório. Sabe por quê? Porque plataformas de IA generativa, por exemplo, dependem fundamentalmente da qualidade e da especificidade das perguntas que lhes fazemos e das informações que lhes fornecemos. Para extrair o máximo dessas ferramentas, precisamos saber como formular uma boa pergunta e detalhar o conteúdo que esperamos receber. Isso requer uma ampla gama de soft skills e uma abordagem de desenvolvimento profissional em formato transversal, que a maioria de nós não temos. Sem repertório e amplitude vocabular, usar o ChatGPT não vai servir de nada e você só vai se decepcionar. Mas, nesse caso, a culpa é da tecnologia ou é nossa?

Bem, também não precisam se assustar. O colega aqui, humildemente, vem trazer três dicas para você virar o jogo se quiser ser mais um ator no ecossistema de inovação em odontologia. Não tenho a pretensão de ser o "sabe-tudo", nem de ensinar a ninguém. São dicas baseadas na minha experiência de vida. Se fizer sentido para vocês está ótimo, se não fizer, está tudo bem também.

Dica 1: Desapegue das crenças do passado

Não podemos olhar para o presente com os óculos do passado. O mundo está mudando rapidamente, e pensar na odontologia como há dez, vinte ou trinta anos só vai nos deixar fora do mercado. O que funcionou naquele tempo não funciona mais hoje. Aceite a mudança, esteja aberto ao novo e permita-se ver o potencial transformador da IA em sua carreira, por exemplo. Olhe sempre pelo lado positivo. Não adianta esperar uma falha da tecnologia para dizer: viu, eu não falei! Assim você só vai perder seu tempo, e quando a tecnologia tiver que chegar, vai chegar, ainda que você não aceite. Permita-se ao menos experimentar antes de formar a sua opinião com base no que ouve e lê. Quando vir 99% das pessoas "revoltadas" com alguma nova tecnologia que, na opinião delas, vai diminuir a odontologia, desconfie! Normalmente é resultado do efeito manada. Eu tenho sempre a tendência a estar no lado oposto, apesar de quase sempre ser a minoria da minoria.

Dica 2: Não se posicione como o "sabe-tudo". Seja sempre um aprendiz

Ter a humildade de admitir que não sabemos tudo e que nunca é tarde para aprender é a moeda de ouro do século XXI. O conceito de "terminar" a faculdade quando acaba a graduação está obsoleto. Seja através de cursos online, workshops, podcasts ou livros, buscar conhecimento constantemente é essencial. Isso nos torna mais adaptáveis e preparados para as demandas em constante evolução do mercado de trabalho, inclusive as relacionadas à inteligência artificial. Chega de desculpas como falta de tempo, de dinheiro, de estímulo ou de qualquer outra coisa. Hoje tem informação de graça e a qualquer tempo na internet, por exemplo. E aos pessimistas de plantão que insistem em dar a desculpa de que a internet "só tem porcaria", você está perdendo o seu tempo (de novo). Olhe pelo lado positivo: a internet tem informação de pouca e de muita qualidade, basta você selecionar o que fizer mais sentido para o seu aprendizado.

A propósito: 90% dos conteúdos que consumi sobre estratégia, liderança, empreendedorismo e inovação foram por EaD. E a grande maioria gratuitos. Então, a desculpa de falta de tempo e de dinheiro não cola mais, né?

Dica 3: Valorize a sua criatividade e imaginação

Quando crianças, somos criativos e podemos imaginar coisas incríveis. À medida que o tempo passa vamos "emburrecendo", perdendo a capacidade de imaginar e de criar. Mas são exatamente essas coisas que nos diferenciam da tecnologia. A inteligência artificial de inteligente não tem nada. Aliás, como diz o Dr. Nicolelis, a IA não é inteligência, visto que somente nós o somos, logo, também não é artificial. Inteligentes somos nós que temos o dom de imaginar e de sermos criativos. A IA pode processar, analisar e até criar com base em dados, mas a imaginação e a criatividade são valências únicas do ser humano. A capacidade de pensar fora da caixa e de ser criativo é o que nos diferencia e nos torna insubstituíveis.

Cultive a sua criatividade, pois ela é a fonte de toda inovação e é o que vai te diferenciar no mercado de trabalho.

12

VITRINE DO ECOSSISTEMA DE INOVAÇÃO EM ODONTOLOGIA NO BRASIL

O ECOSSISTEMA DE INOVAÇÃO EM ODONTOLOGIA

Como vimos ao longo deste livro, a inovação não deve ocorrer isoladamente, mas sim como o resultado de um esforço colaborativo entre diferentes atores, cada um contribuindo com recursos únicos e perspectivas essenciais para o processo da inovação.

A ideia é que este capítulo sirva como um palco para ilustrar o potencial de inovação que caracteriza o setor odontológico no Brasil. Pretendo mostrar casos reais de sucesso que exemplificam como a inovação já acontece e, principalmente, como a interação entre diferentes atores do ecossistema — iniciativa privada, Instituições de Ensino Superior, governo e sociedade — pode resultar em avanços significativos na odontologia. As histórias que serão apresentadas pelos atores mostram o potencial da colaboração interdisciplinar e do impacto transformador que tais parcerias podem ter na melhoria dos cuidados de saúde bucal e no desenvolvimento de novas tecnologias e práticas.

Embora apresentemos um extrato dos atores e suas iniciativas de inovação, é importante reconhecer que o ecossistema de inovação em odontologia é vasto e diversificado, abrangendo muitos outros atores, cujas contribuições são igualmente valiosas. Cada um desses atores traz uma perspectiva única e recursos que enriquecem o ecossistema, criando uma rede dinâmica que facilita a inovação contínua e a adoção de novas soluções.

Este capítulo também serve como um convite aberto a todos os atores do ecossistema para compartilhar suas experiências e sucessos em futuras edições do livro. Espero poder expandir a compreensão da inovação em odontologia e incentivar uma colaboração ainda mais profunda e abrangente. Esse é um chamado à ação para que todos aqueles envolvidos no campo da odontologia tragam suas ideias e energia para ajudar a moldar o futuro do setor.

Geninho Thomé — fundador e atual presidente científico e do conselho da Neodent

"Na década de 1990, mais de um terço da população brasileira não podia nem sonhar em cuidar corretamente da saúde bucal, quanto mais pensar em fazer implantes dentários. Naquela época, eles eram importados e caros. Lembro que atuar dentro dessa limitação era a realidade da profissão, e isso me ajudou a ver a necessidade de estudar formas para facilitar e ampliar o acesso a esse tipo de tratamento. Era preciso democratizar aquela tecnologia e, ao mesmo tempo, garantir a segurança e a qualidade do produto.

Em um dos cursos de implantodontia de que participei nos Estados Unidos, um dos países mais avançados nesse setor, ganhei uma barra de titânio de um professor. De volta ao Brasil, mergulhei no meu laboratório para aperfeiçoar minhas criações. Cheguei ao modelo desejado em 1992 e, a partir dali, caminhei para a abertura da Neodent, que aconteceu no ano seguinte. Meu grande objetivo era produzir implantes locais com a mesma qualidade e tecnologia daqueles produzidos internacionalmente, e não medimos esforços para isso. Os investimentos em inovação e melhoria constante sempre foram prioridades em nossos projetos.

Desde então, vivemos em busca de soluções que ajudem a transformar a vida das pessoas. Os conhecimentos adquiridos na busca por novas tecnologias colocaram a empresa em posição de destaque na implantodontia mundial, com produtos que até hoje são considerados revoluções da área, como o Grand Morse, um marco na nossa história e que abriu as portas do mundo para tantas outras soluções que vieram na sequência.

A Neodent também foi pioneira mundial em tratamentos que utilizam a técnica de carga imediata e em criar uma área de pesquisa e desenvolvimento que não para. Em 2022, tivemos mais um lançamento que veio revolucionar o mercado: o Zi. Com a dedicação ao

O ECOSSISTEMA DE INOVAÇÃO EM ODONTOLOGIA

longo de seis anos de trabalho de colaboradores e pesquisadores do Brasil, da Suíça e da Alemanha, o produto de cerâmica trouxe diversos benefícios. A coloração branca, semelhante à raiz do dente, agrega à segurança e eficácia um diferencial muito importante: mais naturalidade e qualidade estética. Esse histórico sequencial de produtos que são referência no mercado mostra que a inovação está enraizada no nosso DNA. Sempre que lançamos um novo produto ou solução, já estamos pensando no próximo desenvolvimento.

Em 2023, a Neodent completou três décadas, se consolidando como uma das maiores e melhores empresas do ramo. Graças à evolução da companhia, há pacientes atendidos em todos os continentes e a exportação da produção alcança novos países ano a ano.

Isso foi possível, também, pela aproximação, lá em 2007, entre a Neodent e o Grupo Straumann. Os rumores de uma negociação se concretizaram em 2012, quando o grupo adquiriu 49% da Neodent. O que chamou a atenção internacional foi a qualidade do nosso processo de fabricação, que tinha e continua tendo a melhor estrutura no Brasil. Toda a tecnologia empregada, a logística implementada e o fluxo de produção foram características que contribuíram para um impacto tão grande e positivo.

Em 2014, o atual CEO da Neodent, Matthias Schupp, veio a Curitiba com o intuito de planejar o futuro da Neodent. O planejamento dele deu tão certo que a aquisição completa da empresa foi antecipada para abril de 2015 — a previsão era de que só seria feita em 2018. E, então, seguimos, desde a fundação, com o mesmo foco em inovação e no comprometimento de criar novos sorrisos todos os dias.

O grande diferencial para seguirmos assim até hoje se dá ainda pelo fato de termos no time de desenvolvimento de novos produtos e soluções uma equipe multidisciplinar, formada por profissionais como dentistas, engenheiros e designers e que até hoje é liderada por mim, com contribuição contínua para que a inovação seja uma constante na nossa jornada e alcance todos os cantos do mundo.

Ao mesmo tempo, muita coisa mudou nesses trinta anos — e mudou para melhor. A empresa, atualmente, é líder do segmento de implantes dentários, e nossa liderança é baseada no conhecimento que temos do mercado e na aproximação e valorização dos profissionais.

Com o foco de sempre em implantes dentários e mais recentemente em estética, temos sido protagonistas no incremento do setor e nos consolidado como a maior fabricante nacional do segmento. Temos hoje a maior área produtiva do mercado brasileiro, e temos crescido em capilaridade com diversas lojas físicas no Brasil, além de centros de distribuição e showrooms.

A transformação digital também faz parte da nossa estratégia de negócios, que oferece soluções inovadoras para o setor, como softwares, aplicativos e equipamentos. Fomos precursores no suporte aos dentistas para apoiá-los na digitalização de seus consultórios, tornando os tratamentos mais rápidos e assertivos. Podemos considerar que houve maior democratização no acesso a tratamentos devido à disponibilização de produtos e soluções que a Neodent desenvolveu de forma pioneira.

Fica claro que a Neodent vem cumprindo um papel importante na melhoria da saúde bucal da população, indo além das soluções e agregando com iniciativas como a Expedição Novos Sorrisos, um programa social que leva atendimento e orientações básicas e essenciais para comunidades de todos os cantos do país.

Com tudo isso, não há como negar que esses trinta anos foram de uma história única e memorável, em que vários capítulos da Neodent foram escritos, e estão longe de serem os últimos. Aliás, sabemos que não estamos nem na metade de tudo o que podemos conquistar, e nosso caminho tem sido focar atualizações constantes, que vão nos ajudar a completar muitas outras décadas dessa jornada."

Elisa Olsen — VP da Olsen Equipamentos S/A

"Toda indústria consolidada e de sucesso nasce com base em duas premissas: um sonho e alguém disposto a empreender e realizar esse sonho. Na Olsen não foi diferente. Há quarenta e sete anos, meu pai, César Olsen, teve um sonho. Quando era um simples técnico da KAVO decidiu, por conta própria, que fabricaria seu próprio equipamento e, munido com uma maleta de ferramentas e muitas ideias, deu início ao legado que hoje estou em processo de assunção.

Sou graduada em Administração de Empresas pela FGV, especializada em Gestão de Empresas Privadas, com formação complementar em Governança Corporativa de Empresas Familiares pela IBGC. Desde muito jovem, tive a convicção de que a empresa familiar era meu legado; ainda muito pequena, frequentei o chão da fábrica; sempre sonhei em um dia sentar-me na cadeira que hoje é da responsabilidade do meu pai.

Nesse período, além da dedicação à empresa, dividia meu tempo com a prática do esporte. O hipismo e os cavalos sempre foram uma paixão! O esporte me trouxe algo além do prazer, uma série de aprendizados que ainda hoje utilizo na minha forma de planejar, gerir e tomar decisões. Resiliência, trabalhar no desconforto, aprender com a derrota e entender que o sucesso depende de uma série de fatores que por vezes são alheios ou complementares à competência técnica são alguns dos aprendizados que ainda carrego.

Aos dezessete anos comecei de fato a trabalhar na Olsen. Passei por todos os setores da empresa e aprendi como cada um deles funcionava. O objetivo por trás de conhecer a fundo cada detalhe, cada processo, era um só: ter respaldo e respeito e legitimidade como gestora, e não somente ocupar um cargo por ser "a filha do dono" ou "herdeira". Aos vinte e dois anos, ascendi ao cargo de vice-presidente e desde então preparo-me para o processo sucessório de forma intensa. Nesse período deparei-me com os diversos desafios que a sucessão em uma empresa familiar traz. O choque de gerações tornava-se cada vez mais presente e desafiador.

O processo fabril que outrora era focado no mecanicismo, na produção, no resultado, agora passa por meu olhar mais focado nas pessoas detrás de cada operação. Não há como dar continuidade a um legado sem antes entender e valorizar as pessoas que fazem tudo acontecer. Por isso, a minha visão de gestão baseia-se nas pessoas, no bem-estar da equipe, no quão produtivas e eficientes elas podem ser se estiverem satisfeitas, felizes e, acima de tudo, olhando para a empresa como se deles fosse.

De fato, não é nada fácil quebrar paradigmas. Mudanças, principalmente aquelas que se opõem ao que vem sendo feito há tempos, devem ser feitas de forma gradual onde o processo de convencimento é lento, ainda mais quando o líder e sucedido também é seu pai, onde as histórias de vida se misturam entre família e profissão.

Olhar para as pessoas como parte integrante de um sistema é algo que meu pai não fazia questão de observar, bem como a necessidade de adaptação e reinvenção cultural da organização. A criação e introdução de métodos inovadores no processo fabril tem sido outro desafio. O novo gera desconforto. Sair de um modelo de negócio que consistia em fabricar e entregar um produto de qualidade não é mais um diferencial competitivo. A transformação recai em agregar valor ao cliente, desde a experiência de compra até a utilização e satisfação durante toda a jornada de relacionamento entre marca e cliente.

Diante de todos os desafios que a inovação apresenta, no ano de 2023 lançamos o projeto Olsen Integra. Baseado em três pilares (físico, emocional e financeiro), o programa, ainda em andamento, tem como objetivo proporcionar o autodesenvolvimento do colaborador e, por conta disso, o desenvolvimento de uma marca que entrega valor. Como costumo salientar, não há como separarmos nossas vidas em dois ambientes (profissional e pessoal), livres de quaisquer interferências, sendo um o trabalhador que bate o ponto na hora de entrar e sair e o outro, aquele em casa com a família ou amigos. Qualquer fator que gere uma crise emocional, um problema físico ou financeiro repercutirá na produtividade. Separar a vida pessoal e os problemas dela da vida profissional é algo utópico.

Da mesma forma, entendo que a missão da empresa é também entender as demandas dos profissionais da odontologia, e não somente no aspecto material. Percebemos, por exemplo, que os profissionais hoje têm uma formação altamente técnica; entretanto, têm pouco ou quase nenhum conhecimento sobre gestão, economia e/ou empreendedorismo. Diante disso, a visão da Olsen sobre a odontologia do futuro, após a revolução da transformação digital, entendemos ser o processo de ultrapersonalização. O conhecimento do próprio negócio, das demandas dos clientes e do mercado fará a diferença entre o profissional de sucesso e aquele que se tornará obsoleto.

Por fim, esta é a minha visão compartilhada com os passos da nossa empresa e o caminho pelo qual eu pessoalmente desejo trilhar com esse legado. Conduzir o futuro da empresa. Com olhar atento para o colaborador e uma visão macro sobre o cliente, pretendo dar continuidade ao legado do meu pai, Cesar Olsen.

Alênio Calil Mathias e Caio Barrionuevo Mathias — fundadores da DIO Inteligência Odontológica

"Esta é a história da DIO Inteligência Odontológica, uma dental tech fundada sobre os pilares da inteligência artificial, dados e décadas de experiência. A denominação "DIO" representa o ponto de partida desta narrativa e vem da abreviação de Desenvolvimento de Inteligência na Odontologia. Apesar de sua fundação oficial em 2021, a empresa tem raízes muito mais antigas, advinda de uma mistura de desejo incessante por aprendizado, empreendedorismo e um árduo trabalho, respaldados por uma equipe excepcional.

É essencial compartilhar não apenas minha própria jornada, mas também a de amigos, mentores e parceiros que contribuíram significativamente ao longo dessa trajetória. Minha missão sempre foi melhorar o ambiente da Odontologia, e a DIO surgiu como uma "cereja do bolo" para difundir todo o conhecimento que eu e um grupo grande de profissionais/professores acumulamos em vários anos de atuação teórica, laboratorial e clínica nas empresas que criei.

Tudo começou lá em 1987, quando eu, Alênio Calil Mathias, me formei em Odontologia na Universidade de São Paulo. Aquela época foi fantástica, com uma formação clínica excelente e uma base científica sólida que me deu ainda mais motivação para os anos seguintes. Naquela fase da vida, meu maior sonho profissional era seguir com mestrado e doutorado, dar umas aulas na universidade e montar um consultório bacana, onde pudesse praticar a odontologia do jeito que aprendi, e claro: ficar de olho nas tecnologias que estavam surgindo. Além disso, pessoalmente, sempre quis ter uma família, casar e ter filhos. Lembro que um professor e mentor, o Prof. Silas da Cunha Ribeiro, sempre soltava a pergunta: "Onde você se vê daqui a dez anos?". Essa pergunta ficou na minha cabeça e me fiz ela várias vezes ao longo dos anos.

DICA NÚMERO 1: TER UM GRANDE SONHO, E DEPOIS DE REALIZÁ-LO TER OUTROS⊠ E ASSIM POR DIANTE

Após sair da faculdade (1987), dei início ao meu primeiro sonho (dez primeiros anos) de montar meu próprio consultório. Meu pai gentilmente doou o espaço, localizado em um conjunto comercial de 45 m⊠, onde havia uma sala para mim e outra para meu irmão, que é médico ginecologista e posteriormente fundou a Clínica Gênesis (que hoje tem 36 anos de existência). Meu primeiro paciente foi o ascensorista do prédio, o Sr. Delício, seguido pelo faxineiro e pelas secretárias dos médicos (o prédio era predominantemente ocupado

O ECOSSISTEMA DE INOVAÇÃO EM ODONTOLOGIA

por profissionais da área médica), depois pelos médicos e, por fim, pelos pacientes desses médicos e suas recomendações.

Uma curiosidade dessa época é que, logo após montar o consultório, decidi inovar e adquiri um computador para colocar na recepção. Comprei de um amigo que foi um dos pioneiros a trazer computadores pessoais para o Brasil. Lembrem-se: o ano era 1987 e o computador, um modelo 286. Ao ligá-lo, vi algumas frases em verde piscando em um monitor de fósforo, e nada mais acontecia. Perguntei ao meu amigo como mexer nele, e ele me respondeu que tinha se esquecido de deixar um disco (disquete de 5 e ¼) com o DOS, o sistema operacional necessário. Daí em diante, bem, o resto é história. Sempre fui fascinado por tecnologia.

Seis anos depois, em 1993, saí da minha primeira clínica e me mudei com meu irmão médico para uma casa com um espaço muito maior e estruturado para abrigar uma clínica multidisciplinar, com mais de 300 m. Essa fase foi incrível; fui pioneiro na utilização de um software odontológico em rede (Easy Dental), já pensando na comunicação entre os dentistas para melhorar a interação entre as diferentes especialidades; minha cabeça sempre foi multidisciplinar, fazia cursos em várias áreas.

Tive uma trajetória clínica meteórica, que se desenvolvia em paralelo com minha carreira acadêmica, proporcionando um suporte valioso e um vasto conhecimento para minha prática clínica. As conversas e as dúvidas esclarecidas com amigos e professores da faculdade eram essenciais. Naquela época, a USP já estava organizada por especialidades, mas a convivência entre os professores, estagiários, mestrandos e doutorandos sempre foi muito enriquecedora, permitindo vislumbrar que o futuro da profissão seria uma abordagem multidisciplinar.

Durante minha permanência na faculdade, atuei como estagiário na cadeira de Prótese Fixa e prossegui com meu mestrado e doutorado na área de Prótese Removível (de 1991 a 2001). Tive a honra de receber o convite do renomado Professor Artêmio Luiz Zanetti e contar com a orientação da Professora Dalva Cruz Laganá em minhas duas teses (mestrado e doutorado). A Professora Dalva sempre foi minha maior incentivadora e uma grande inspiração na odontologia, uma profissional exemplar, uma professora maravilhosa e uma agregadora na família e entre amigos. Aprendi muito sobre organização, conhecimento e humanidade na odontologia com essa equipe liderada pelo Prof. Artêmio. Éramos um grupo de 32 docentes que, além de desenvolver nossas pesquisas, ministramos cursos e aulas em diversas faculdades privadas em todo o Brasil. Essa foi uma fase de intenso trabalho e crescimento pessoal, na qual conheci muitos professores e fiz amizades que se revelaram preciosas ao longo da minha jornada. Gostaria de nomear todos um a um, pois todos tiveram muita importância durante aqueles anos, mas alguns me sinto no dever pela extraordinária colaboração como: Dalva Cruz Laganá, Jorge Abrão, André Abrão, Fabio Nauff, Gastão Soares de Moura Filho, Ivo Contin, José Lupi da Veiga, Fernando Ribeiro, Ricardo Inoue, Pedro Paulo Feltrin, José Virgilio de Paula Eduardo, Giulio Gavini, Celina Gavini, Ana Cristina Guariglia, Mario Kawagoe, e muitos outros que seria inviável citar aqui neste tópico.

DICA 2: TER UM BOM RELACIONAMENTO COM AS PESSOAS E FICAR PERTO DE QUEM SABE MAIS QUE VOCÊ. SER HUMILDE E PERGUNTAR TUDO O QUE NÃO SABE

Nessa época, percebi a importância dos cursos de pós-graduação na formação dos dentistas recém-formados e identifiquei uma carência significativa na oferta de cursos de qualidade, ministrados por professores capacitados, que pudessem transmitir uma visão multidisciplinar da odontologia, algo essencial diante das demandas da realidade. Por conta disso, ministrei cursos em diversas localidades no Brasil e no exterior (México, Alemanha, Itália, Portugal), concentrando-me principalmente nas áreas de prótese e implantes,

O ECOSSISTEMA DE INOVAÇÃO EM ODONTOLOGIA

abordando extensivamente a reabilitação oral. Nesse período, já estava envolvido em casos em conjunto com a ortodontia, graças à colaboração do Prof. Dr. Jorge Abrão, que compreendeu a necessidade de atender pacientes adultos com problemas periodontais por meio de tratamentos ortodônticos, algo pouco comum na época. Começamos então a oferecer cursos sobre esse tema também.

Apesar de ter realizado meus sonhos da época da faculdade, enfrentei muitas dificuldades nos cursos que ministrava, o que ficou conhecido como "inferno brasileiro" — problemas como a falta de equipamentos adequados, como projetores funcionando, e o desconforto causado pela falta de ar-condicionado em dias de calor eram frequentes. Foi nesse momento que percebi que meu lado empreendedor, sempre presente, começou a se destacar ainda mais.

No final de 1998, durante uma consulta com meu amigo Jorge Abrão em meu consultório, ele mencionou que tinha alunos interessados em cursos de ortodontia, mas não dispunha de um local adequado para ministrá-los. Algum tempo antes, eu havia adquirido um imóvel ao lado da minha clínica, sem uma definição clara sobre sua finalidade. Naquele dia, após a consulta, levei o Jorge para conhecer o imóvel e rapidamente decidimos que poderíamos transformá-lo em uma escola, mas sabíamos que precisaríamos de mais alguém, jovem e dedicado, para liderar o projeto. É aí que entra outro personagem importante na minha história, Fabio Nauff, meu ex-aluno de Prótese Fixa na USP, recém-formado e extremamente talentoso (tendo sido um dos melhores durante o vestibular e ao longo da faculdade). Assim, realizei meu segundo sonho: ter uma empresa onde pudesse fazer as coisas do jeito que achava correto.

Então, em apenas dois dias, em dezembro de 1998, decidimos criar o CETAO. Em março de 1999, iniciamos os cursos, e em poucos anos nos tornamos uma referência em cursos de pós-graduação no Brasil e no exterior, com um foco sempre voltado para a prática clínica. Quando convidávamos professores, instruíamos que os cursos fossem práticos, de forma que os alunos pudessem aplicar as técnicas aprendidas imediatamente em seus consultórios.

DICA 3: ENXERGAR ONDE HÁ NECESSIDADES E OPORTUNIDADES E CRIAR MEIOS PARA PODER TIRAR OS PROJETOS DO PAPEL

Criamos várias inovações naquela época e em 2005 conquistamos o Certificado do MEC como IEC (Instituição Especialmente Credenciada) para ministrar cursos de pós-graduação. Nesse período, houve um aumento significativo na demanda por cursos de pós-graduação e desde então formamos mais de 20 mil dentistas em diversas modalidades de cursos, fomos a maior escola de pós--graduação do Brasil.

Estabelecemos uma presença internacional com representantes em Portugal, Itália, Espanha, Japão e Estados Unidos. Recebemos mais de 300 alunos estrangeiros, mantendo a premissa de ensinar técnicas eficazes para o atendimento clínico, com foco na eficácia e eficiência. Em Guimarães, inauguramos um centro de treinamento local para alunos da Europa. Entretanto, devido à crise financeira de 2009, suspendemos essa operação.

Assim seguimos até 2015, oferecendo diversos cursos para muitos alunos e contando com uma ampla equipe de professores. Desde o início, em 1998, mantivemos um serviço de triagem para avaliar pacientes e planejar tratamentos individualizados, conforme a demanda dos cursos. No entanto, ao término dos cursos, os pacientes ficavam sem acompanhamento, o que nos levou a formar uma equipe de apoio para finalizar esses tratamentos, independentemente da realização de novos cursos. Os melhores alunos eram convidados a integrar um grupo de reabilitação que criamos, formamos profissionais excepcionais nessa época, que atuam até hoje nesse conceito.

Por volta de 2016, notamos uma diminuição no número de alunos interessados nos cursos de pós-graduação, e identificamos um

O ECOSSISTEMA DE INOVAÇÃO EM ODONTOLOGIA

fenômeno interessante: o Fies. Esse programa de financiamento do governo federal isentava os alunos do pagamento das mensalidades durante a graduação, mas exigia o pagamento após a formatura. Muitos dentistas, ao se depararem com dívidas logo após a graduação, optaram por trabalhar em vez de continuar a sua formação. Isso contribuiu para um aumento significativo das franquias odontológicas, devido ao excesso de profissionais disponíveis e aos custos reduzidos, uma tendência que persiste até hoje.

Foi nesse momento que decidimos inovar mais uma vez e criar o HOC, um Hospital Odontológico, seguindo o modelo dos grandes hospitais de São Paulo, como o Sírio-Libanês e o Einstein, que oferecem tanto atendimento quanto ensino. Diante da diminuição da demanda por cursos, decidimos direcionar nossos esforços para o atendimento, aproveitando a equipe já estabelecida. Apesar de São Paulo ser uma cidade com mais de 12 milhões de habitantes e contar com diversos hospitais especializados, não havia um Hospital Odontológico, uma lacuna que decidimos preencher.

DICA 4: PERCEBER AS MUDANÇAS QUANDO ELAS ESTÃO CHEGANDO E MUDAR DE CURSO ANTES QUE SEJA TARDE

Foi um grande desafio mudar a abordagem, passando de uma operação em que o aluno/dentista era nosso foco principal para outra em que o paciente seria o centro das atenções. Decidimos continuar com os cursos mais teóricos e laboratoriais, deixando de lado o enfoque na clínica. Embora muitas pessoas tenham ficado pelo caminho, o hospital se consolidou como uma opção para diversos pacientes, oferecendo um atendimento multidisciplinar e integrado, com tratamentos completos. Além de ser um excelente modelo para dentistas trabalharem, aprendendo nesse modelo a ter uma visão 360⊠ da odontologia.

Para iniciar um tratamento, todos os pacientes passavam por uma avaliação. Essa avaliação era baseada em uma radiografia panorâmica, uma ficha de anamnese preenchida na recepção e um exame clínico oral, onde todas as necessidades do paciente eram identificadas. Com base nisso, era determinado o que precisaria ser feito, com estimativas de tempo para cada área de especialidade. Posteriormente, os pacientes eram encaminhados para os cursos correspondentes. Após a implementação do hospital, essa jornada tornou-se mais eficiente, pois não precisávamos mais depender dos cursos para iniciar os tratamentos.

Até 2018, esse foi o nosso modelo de funcionamento. No entanto, enfrentamos uma nova e significativa dificuldade. Os pacientes que já estavam em nosso sistema tinham um tratamento planejado de forma lógica, o que facilitava a sequência de procedimentos. No entanto, com o aumento do volume de pacientes e a chegada de novos, surgiu um desafio: garantir uma sequência lógica e eficaz no atendimento.

Criamos um sistema de atendimento liderado por um dentista coordenador, que realizava a avaliação e, por meio de um software de gestão, designava profissionais experientes para os atendimentos, formando novas equipes além da que já tínhamos. No entanto, para minha surpresa, esse modelo não funcionou tão bem com os novos profissionais. Os pacientes não compreendiam claramente o plano de tratamento, faltava uma sequência precisa e as coisas não fluíam como esperado. Esse processo demandava muito tempo de explicação e treinamento, mas, no final, não obteve sucesso.

DICA 5: PADRONIZAR MÉTODOS E PROCESSOS PARA QUE SEJAM REPLICÁVEIS, MESMO OS MAIS COMPLEXOS, AINDA QUE NÃO FUNCIONEM NO COMEÇO (ISSO É MAIS COMUM DO QUE SE PENSA). PERSISTIR É A PALAVRA-CHAVE

Em 2018 tive o primeiro insight que acabou por originar em seguida a DIO Inteligência. Fui convidado por um amigo, Gabriel Zipman, para participar de um grupo de médicos da USP (Grupo de Saúde Paulistano), liderados pelo Dr. Paulo Khamis, que estavam preocupados com as novas tecnologias emergentes no mercado. Esses médicos, na faixa etária de quarenta a cinquenta anos, estavam presenciando o avanço das tecnologias na área médica e a ideia era reunir especialistas de diversas áreas para ministrar palestras sobre diversos temas em jantares bimestrais.

A primeira palestra do grupo abordou o tema "Inteligência Artificial — Qual será o impacto desta tecnologia na área de saúde?", ministrada pelo Prof. Dr. Roberto Marcondes, professor titular do Instituto de Matemática e Estatística (IME) da USP, e pelo empresário Fernando Maman, CEO da ShelfPix. Fiquei fascinado durante a palestra e comecei a me perguntar se essa tecnologia poderia ajudar nas avaliações do hospital. Mantive contato com o Prof. Roberto por vários meses, ao mesmo tempo em que trabalhava no desenvolvimento de um fluxo digital no hospital, já com a ideia de integrar a inteligência artificial.

No entanto, as conversas com o Prof. Roberto foram interrompidas quando percebemos que seria necessário um desenvolvimento interno, com uma equipe jovem, pois o processo seria mais longo do que inicialmente imaginávamos.

Durante esse período, em 2019, desenvolvemos a DDM (Documentação Digital Multidisciplinar). O objetivo era reunir o máximo de informações possível para realizar o diagnóstico e planejamento do tratamento. Implementamos o exame e apresentamos o modelo no 1⊠

Congresso de Odontologia Digital do Brasil, com o apoio da Conexão Sistemas de Implantes, já agradecendo aqui a Rodolfo Candia e João Vaiano por abrirem as portas para essa palestra. Com base na lógica dos tratamentos desenvolvidos e revisados por diversos dos melhores professores de odontologia do Brasil, conseguimos elaborar planos de tratamento que se aproximavam ao máximo do ideal.

DICA 6: SE CERCAR DE PESSOAS MUITO BOAS, TANTO DO PONTO DE VISTA PROFISSIONAL COMO DO LADO PESSOAL. VAMOS PRECISAR DE RESULTADOS, MAS TAMBÉM DE UMA BOA CONVIVÊNCIA

É preciso fazer um grande parêntese nesta história para contar como realizei meu terceiro sonho, que era continuar com o legado que tinha criado, e para isso preciso introduzir um novo personagem, Caio Barrionuevo Mathias, meu filho, que a partir daqui segue escrevendo este tópico."

"Começo aqui a contar um pouco sobre a minha trajetória. Melhor dizendo, prosseguirei este tópico contando como entrei na odontologia após cursar direito e como me tornei líder dos nossos negócios, além de relatar como a DIO começou a fazer parte da minha vida.

A faculdade de direito da USP, a famosa São Francisco, era o objeto de desejo de todos os vestibulandos. Assim, aos 18 anos, ingressei na faculdade, vindo diretamente de uma excelente escola particular de São Paulo. Como dizia Steve Jobs, "Você não consegue ligar os pontos olhando para frente; você só consegue ligá-los olhando para trás". Olhando para trás, percebo que sempre tive uma veia empreendedora. Durante a escola, fiz as mais diversas coisas para ganhar algum dinheiro que me ajudasse a fazer as coisas que gostava na época. Desde fazer mágica no shopping até produzir DVDs com filmes baixados através de arquivos Torrent e vendê-los

O ECOSSISTEMA DE INOVAÇÃO EM ODONTOLOGIA

na escola, além de ter uma pequena empresa de parafinas ecológicas para pranchas de surf.

Ao cursar a faculdade, dediquei-me aos estudos e aos estágios. Trabalhei por um ano na área pública, como assistente de um juiz, e na área privada em dois escritórios na área de Direito Societário/M&A (Fusões e Aquisições), onde aprendi muito. Nessa época, também tive a oportunidade de fazer um intercâmbio com a Universidade Lumière 3, em Lyon, na França, promovido pela própria São Francisco, o que me garantiu um duplo diploma em direito francês.

Logo após retornar, passei o curso de direito para o período noturno e iniciei o estágio no segundo e último escritório de advocacia em que trabalharia na vida. Durante esse estágio, comecei a sentir uma grande insatisfação ao passar a maior parte do tempo imerso em trabalho operacional, apesar de ter passado por um ótimo colégio e pela melhor faculdade de direito. Nesse período, comecei a acompanhar diversos podcasts que contavam a história de jovens que estavam fazendo enorme sucesso empreendendo no marketing digital, enquanto via as dificuldades que meu pai enfrentava na empresa que havia construído há mais de 20 anos.

Em abril de 2019, ingressei oficialmente na empresa. Foi um começo difícil, pois estávamos na transição de uma instituição de ensino para o conceito de hospital odontológico. Logo na primeira semana, percebi uma alta movimentação de pessoas e funcionários, despertando minha curiosidade. Comecei a me inteirar sobre tudo que acontecia naquele mundo, totalmente diferente para mim, e acabei me apaixonando por tudo.

Tive um aprendizado incrível na área comercial com o gestor do HOC na época, Sr. Emilio Affonso, ex-presidente da NEC Brasil, e com uma experiência de vida gigantesca em várias áreas e em vários negócios. Foram horas e horas de intensa troca de experiências de negócios e de vida, onde aprendi muito.

Comecei resolvendo problemas jurídicos, afinal, era a minha área de origem. No entanto, em pouco tempo, percebi que a raiz dos problemas da empresa não era jurídica, mas financeira. A empresa tinha uma infraestrutura robusta com alto custo fixo e precisava de um faturamento correspondente. Apesar de ter poucos pacientes, eles pagavam muito bem pelos tratamentos. Minha conclusão foi clara: como aumentar o número de pacientes?

Sempre gostei de aprender por conta própria, então comecei a consumir muito conteúdo de mentores de growth, marketing e gestão, dentro e fora da odontologia. Destaco o livro *SPIN selling*, o podcast *Empresa autogerenciável* de Marcelo Germano, a mentoria *Gorro Verde* de Matheus Marcondes e o curso *Fórmula de Lançamento* de Erico Rocha. Criei um departamento de marketing para alavancar o número de pacientes através do tráfego pago e comecei a conduzir o comercial da empresa. Apaixonei-me pelo potencial da empresa e fui entendendo melhor como as coisas funcionavam nessa área e sobre o novo mundo empresarial e do empreendedorismo.

DICA 7: PROCURAR CONTEÚDOS PERTINENTES A SEU NOVO MOMENTO, VER O QUE OUTRAS PESSOAS FAZEM E COMO AGEM NA MESMA SITUAÇÃO EM QUE VOCÊ ESTÁ

Nessa época, percebi um gargalo enorme no hospital, que era a dependência do atendimento e conhecimento de meu pai. Apesar de ter vários colaboradores, tudo girava em torno da avaliação inicial feita por ele, que passava por um tratamento com começo, meio e fim para os pacientes.

A empresa passava por um período desafiador, com vários problemas internos de reset e rethink. Logo no início de 2020, enfrentamos o desafio maior com a chegada da pandemia. A resposta para o que fazer veio do meu pai: "Nós não somos um hospital?". Decidimos permanecer abertos, enfrentando as incertezas e dificuldades inerentes à situação. Com o fluxo de pacientes menor, tivemos tempo para pensar e repensar processos, o que levou à ideia da DIO.

O ECOSSISTEMA DE INOVAÇÃO EM ODONTOLOGIA

Conheci Ra Ark Ramachandra Ringvee, um estoniano que havia vindo para o Brasil trabalhar em uma startup, mas que decidiu permanecer após o encerramento das atividades da empresa no Brasil. Apresentei-lhe o projeto de Odontologia Digital e a ideia de usar IA para resolver nossas dores. Após análises e avaliações, Ra decidiu participar dessa nova empreitada.

Assim, após reuniões extensas diárias com meu pai e Ra, e com a contribuição de Juliana Ferreira, que começou na Radiologia do HOC como estagiária e se tornou sócia na DIO, desenvolvemos a DDM (Documentação Digital Multidisciplinar). Esse exame se mostrou custoso para os dentistas e não escalável, mas foi a base para a IA. Com esse time e o auxílio do meu pai, desenvolvemos a primeira ferramenta de labeling de dados para alimentar o sistema e começar o Machine Learning.

O time cresceu, o trabalho aumentou, muitas horas de reuniões e execuções, testes e mais testes, idas e vindas. As novidades eram grandes e grande parte do aprendizado veio durante o desenvolvimento. As coisas foram evoluindo e, após muito tempo e esforço, em 2021 formalizamos a DIO, Desenvolvimento de Inteligência na Odontologia.

Ainda nesse período, contamos com uma ajuda inestimável de Patrícia Bela Costa, dentista que enveredou para a área empresarial, trazendo a bagagem e experiência de várias grandes empresas em que havia trabalhado, sendo a última a Colgate. Com o convite do meu pai, ela começou a trabalhar conosco e tivemos vários insights com sua ajuda. Apesar de trabalhar em outra empresa hoje, ela é sócia e conselheira da DIO, sempre contribuindo com suas sugestões em reuniões de conselho.

Tudo isso só foi possível porque tínhamos uma base de dados inicial fabulosa, do HOC, que na época já tinha mais de 50 mil prontuários de casos clínicos planejados e executados durante mais de 20 anos dos cursos do CETAO, onde centenas dos melhores professores de odontologia haviam executado esses planejamentos.

Com isso, pudemos colocar o algoritmo que tem a maior parte das regras de odontologia e todos esses dados dos planejamentos com a sequência dos tratamentos.

DICA 8: SE VOCE ESTIVER NO LUGAR CERTO, COM AS PESSOAS CERTAS E NA HORA CERTA, AS COISAS VÃO ACONTECER. MAS ISSO É MUITO DIFÍCIL DE ACONTECER, ENTÃO NÃO DEIXE A OPORTUNIDADE PASSAR QUANDO ELA CHEGAR

Criamos assim o "Waze da Odontologia"; através de uma imagem inicial, o algoritmo é capaz de prever porcentagens da possibilidade de um evento, por exemplo, da imagem radiolúcida ser uma cárie, se essa cárie já está próxima de um canal e como seria esse tratamento. O dentista dá a palavra final para cada evento.

Foi um trabalho intenso com uma equipe maravilhosa. Fomos os primeiros no mundo a criar esse algoritmo com a possibilidade da sequência inteira do tratamento com começo, meio e fim, assim como era feito no hospital. Outras empresas foram surgindo no meio da nossa jornada, mas sempre com soluções mais básicas.

O próximo passo foi o surgimento da plataforma da DIO para uso em multidispositivos: celular, tablets, laptops e desktops. Enfim, uma democratização do conhecimento e simplicidade de uso, de tal forma que, através de uma imagem, o dentista consegue acessar uma quantidade imensa de informações que vão auxiliar nos resultados dos tratamentos e na jornada dos pacientes e dentistas.

DICA 9: CRIAR SOLUÇÕES SIMPLES E ESCALÁVEIS PARA PROBLEMAS COMPLEXOS

Nosso modelo comercial é o SaaS, Software as a Service, com assinatura mensal variando pela quantidade de uso. Além da área de clínicas e tratamentos, a DIO também criou um braço para o auxílio das operadoras odontológicas. Percebemos que nos seguros

O ECOSSISTEMA DE INOVAÇÃO EM ODONTOLOGIA

de carros é necessária uma vistoria do veículo; no seguro saúde, o usuário preenche um formulário com doenças e problemas preexistentes. Na odontologia, isso é feito às cegas. Não existia uma ferramenta que pudesse fazer isso em grande escala. Fizemos parcerias com grandes empresas dessa área para desenvolver soluções e implantar processos mais inteligentes e intuitivos que auxiliassem a gestão e organização. Temos grandes desafios pela frente, ainda estamos engatinhando, mas o futuro dessa tecnologia parece ser bem promissor. Estamos ajudando dentistas e pacientes em suas jornadas de tratamento.

Estamos resolvendo muitos problemas de dentistas, clínicas e empresas da área de odontologia, entregando inteligência em processos que eram complicados e onde o "core" dos negócios, que era o tratamento odontológico, era um processo individual e que cada um fazia de um jeito. Conseguimos criar padrões para diferentes tipos de tratamentos.

Gostaria de agradecer a todos desta fabulosa equipe da DIO, principalmente os primeiros da jornada, Ra Ringvee, Juliana Ferreira, Israel Paccamicio, Guilherme de Leon, Matheus Chaves, Nathan Camilo, Italo Bessa, Amanda Costa, Jéssica Peixoto, Josebel Silva, Juliana Buzar. Sem vocês, nada disso seria possível.

Agradeço também ao meu pai, Prof. Dr. Alênio Calil Mathias, sem o seu conhecimento e ajuda em todo o processo, a DIO não teria surgido.

Enfim, como disse, acredito que este é o começo de uma grande jornada. Ficamos muito felizes de poder compartilhar nossas experiências, angústias e desafios aqui neste capítulo e já agradecemos ao amigo Victor Hugo Ribeiro pelo convite e por sua ânsia de inovação e tecnologia, principalmente por estar implantando isso fora do eixo mais comum de inovação no Brasil. Sucesso a todos!"

Felipe K. de Mattos — professor de graduação na ATITUS Educação e convidado em diversos cursos de pós-graduação em odontologia, founder da Dentstart, EA Angels e da Dental Startup Brasil

"Sou cirurgião-dentista graduado e pós-graduado em Periodontia pela Universidade Federal do Rio Grande do Sul, atuando em clínicas odontológicas desde 2010. Em 2015 fundei minha própria clínica (Somatt) e em 2016 comecei a atuar na área de gestão em saúde, onde encontrei uma nova maneira de ver e trabalhar com a odontologia.

Parte disso certamente veio da minha jornada empreendedora desde a graduação, quando montei com um amigo uma parceria inicialmente oferecendo hospedagem de sites e com o tempo disponibilizando também servidores dedicados e virtualizados, produtos customizados de acordo com a necessidade do cliente. Como a graduação em odontologia demandava muito tempo, encontrei uma forma de trabalhar remotamente (quando esse conceito nem era utilizado e nem se imaginava uma pandemia) com produtos e serviços digitais. Durante a graduação e pós-graduação continuei atuando em congressos e cursos, criando e mantendo presença no meio digital odontológico, além de iniciar a atuação como consultor em tecnologia e inovação.

Em 2017 tive a oportunidade de construir a área de produtos e serviços para saúde da Xperiment, empresa que oferece soluções em design e tecnologia, atuando como head de soluções em saúde. E em 2019 fundei a startup Dentstart (uma spin-off da Xperiment), oferecendo soluções digitais para odontologia, atuando como diretor executivo. Com todas as experiências que tive o privilégio de vivenciar, ficou evidente que a atuação clínica não era mais o que desejava na odontologia. Nesse mesmo ano de 2019 conheci através do LinkedIn o meu grande amigo e colega Victor Hugo Ribeiro, oportunizando iniciarmos algo inédito dentro do meio odontológico, uma iniciativa

O ECOSSISTEMA DE INOVAÇÃO EM ODONTOLOGIA

que incentiva o empreendedorismo no modelo de startups e inovação aberta. Assumi então o cargo de chefe de operações na Dental Startup Brasil, que também é citada neste capítulo.

Finalmente, em 2020, em um cenário caótico devido à pandemia da covid-19, passei a fazer parte do corpo docente da ATITUS Educação no campus Porto Alegre, atuando como professor de algumas disciplinas da odontologia e principalmente das disciplinas de Desafios do Empreendedorismo e Desafios da Tecnologia e Inovação. Disciplinas inovadoras na formação superior, que detalharei melhor a seguir.

A ATITUS Educação é uma Instituição de Ensino Superior (IES) relativamente jovem, completando vinte anos de existência em 2024, se posicionando como referência no estado do Rio Grande do Sul e possuindo o maior número de acadêmicos de odontologia entre as instituições privadas de ensino superior em nossa região. Desde a sua fundação, realizada pelo atual CEO Eduardo Capellari, a proposta de ensino sempre foi focada em mercado, quebrando a tradicional formação essencialmente técnica e academicista que herdamos do século passado. O sistema de ensino atualmente utilizado na maioria das IES é centenário e gera reflexos atualmente no ecossistema de inovação em odontologia, que é o tema central abordado neste livro. A falta de maturidade do ecossistema relatada em capítulos anteriores certamente tem como um dos fatores causais uma graduação focada somente na prática clínica odontológica, não abordando outras competências e habilidades valorizadas no mercado como as soft skills ou competências em gestão.

Um dos diferenciais de mercado que é pilar estratégico da ATITUS Educação é desenvolver habilidades empreendedoras e inovadoras, além de ofertar também uma trilha de empregabilidade contemplando assim a maior parte de possibilidades de atuação que o meio odontológico oferece. Nossos alunos participam de disciplinas que abordam autoconhecimento, desenvolvimento pessoal, comunicação, comportamento, fluência tecnológica e empreendedorismo de forma curricular. O perfil do profissional graduado apresenta assim a característica de ser "T-shaped", um conceito muito valorizado por grandes corporações, pois demonstra formação técnica e competências comportamentais.

Assim, as IES devem atuar aproximando os alunos da realidade do mercado de trabalho, sendo ele na iniciativa privada, rede pública, indústrias ou sociedade. Iniciativas de inovação aberta tendo como base a hélice quádrupla descrita anteriormente (IES + setor público + setor privado + sociedade) devem nascer e ser apoiadas incondicionalmente no meio acadêmico. Assim como deve ocorrer a modificação do sistema de ensino, preparando melhor os profissionais para os desafios que a profissão apresenta e oportunizando a criação de soluções inovadoras que através de modelos de negócio escaláveis (startups) trazem novas perspectivas de atuação para o cirurgião-dentista. A adoção generalizada de tecnologias já é uma realidade introdutória que aponta para a atuação plena de um ecossistema de inovação em odontologia e as Instituições de Ensino Superior devem se apresentar como pavimentadoras dos novos caminhos que a odontologia está trilhando."

Fabio Massaharu Nogi — superintendente de Inovação e Odontologia da Seguros Unimed — Unimed Odonto

"Em 1993 tive a alegria de ingressar na Faculdade de Odontologia da Universidade de São Paulo (USP). Esse acontecimento foi inesperado para meus amigos e familiares, mas também foi surpreendente para mim mesmo.

Desde o primário nunca fui um bom aluno e não demonstrava muita inclinação para os estudos. Estudei em colégio tradicional de São Paulo que tinha por rotina apresentar os boletins com as notas dos alunos da sala toda, e sempre me situava entre os cinco últimos, chegando, inclusive, a repetir a 7ª série do antigo ginásio. E assim fui levando os meus estudos, achando-me incapaz de aprender adequadamente e me destacar academicamente.

O ECOSSISTEMA DE INOVAÇÃO EM ODONTOLOGIA

No final do 2º ano colegial, o meu pai se aposentou e me recaiu o peso de tentar ingressar em uma universidade pública, mas não sabia muito bem por onde começar. Passei a estudar com afinco durante o 3º colegial, mas me faltavam conhecimentos básicos que limitavam o meu desempenho. Mesmo assim passei para a 2ª fase do vestibular da Fuvest para medicina, mas não consegui ser aprovado.

Matriculei-me em um curso preparatório para o vestibular, e busquei compensar o tempo perdido, estudando de maneira intensa: os resultados foram surgindo à medida que realizava as provas simuladas. Optei por prestar odontologia no final do ano, somente nas três universidades públicas mais conhecidas: USP, Unicamp e Unesp, e estava disposto a fazer mais um ano de cursinho, caso não fosse bem-sucedido.

Quando foram divulgados os resultados, tomei conhecimento de que havia sido aprovado em 1ª chamada nas três universidades. Na semana em que soube de minha aprovação na USP, recebi uma ligação da revista *Veja* informando que gostaria de fazer uma entrevista comigo, pois havia sido aprovado em 1º lugar. Foi uma reportagem de capa da revista *Veja São Paulo*, na qual foram entrevistados os primeiros colocados dos cursos que na ocasião eram os mais concorridos na USP. Essa foi uma primeira conquista acadêmica que certamente contribuiu muito para o desenvolvimento da minha autoestima e autoconfiança, e que ajudou a modelar a minha jornada profissional.

Ainda durante a minha formação na faculdade de odontologia, percebi que a rotina clínica, embora desafiadora, não me preenchia por completo. Sentia falta dos espaços de interação coletivos e tinha um especial apreço por compartilhar meu conhecimento, o que me levou a trabalhar, ainda durante a graduação, como plantonista de dúvidas em um conhecido curso pré-vestibular e a buscar formação pedagógica complementar para lecionar, logo após concluir minha graduação. Cursei uma licenciatura em química e ciências, e atuei como professor de química em colégios e cursos pré-vestibulares ao longo de quase cinco anos.

Em paralelo, trabalhei como dentista em clínicas de terceiros, fiz especializações em Odontopediatria e em Saúde Coletiva, investi em um consultório próprio, e sofri as dores da falta de experiência como empreendedor.

Em meados de 2003, convicto de que queria atuar no ensino superior, iniciei um mestrado acadêmico na Faculdade de Odontologia da Universidade de São Paulo, sendo que minha dissertação versou sobre um projeto de EaD (Ensino a Distância) em Odontologia Legal. Cursei matérias optativas na Faculdade de Educação da USP, o que me trouxe uma vivência bem rica e desafiadora pela natureza diversa dos diálogos e temas explorados. Defendi o mestrado em 2005, em uma época em que não havia muitos cursos de EaD disponíveis e ainda pairava um certo preconceito quanto à efetividade dessa modalidade de ensino.

Durante o mestrado, tive aulas em curso extracurricular com aquela que veio a se tornar minha primeira gestora no mundo corporativo: a Dra. Regina Juhás, referência em auditoria odontológica na saúde suplementar. Dela recebi um convite para participar de um processo seletivo para auditor odontológico, sendo que essa foi a minha porta de entrada para o mundo corporativo. Comecei, então, a trabalhar no meio empresarial e essa vivência me proporcionou tamanha realização, que decidi investir sem reservas na carreira corporativa; progressivamente "abri mão" do consultório odontológico, das aulas de química, e das minhas pretensões em avançar na carreira acadêmica em nível superior.

Toda escolha pressupõe uma série de renúncias. Um dos maiores obstáculos para a transformação, seja ela pessoal ou de uma organização, é o excessivo apego ao legado. O legado certamente contribuiu para te trazer até o patamar atual, mas ele pode não ser suficiente para que você alcance sua visão de futuro. Nessa longa

O ECOSSISTEMA DE INOVAÇÃO EM ODONTOLOGIA

viagem de múltiplas conexões que pavimenta nossa carreira, carregar somente uma bagagem de mão é a melhor forma de garantir que não percamos o próximo voo.

Tive o privilégio de ter sido liderado por excelentes gestores, fui reconhecido, recebi promoções, passei por diversas áreas nas empresas em que atuei como colaborador e posteriormente como gestor, mas continuei vinculado à docência em cursos mais direcionados ao meu setor de atuação. Inclusive, na primeira empresa em que atuei e que representou uma verdadeira escola em minha formação profissional, tive a oportunidade de implantar um projeto de calibração de auditores por meio da intranet, utilizando os conhecimentos que adquiri no mestrado. Esse é um exemplo que reforça a minha convicção de que não existem desperdícios no processo de construção do conhecimento, desde que nos empenhemos por combinar os saberes fragmentados em um mosaico de aprendizado coletivo.

Ao longo de minha trajetória corporativa, atuei em três empresas com culturas e desafios bem distintos, além de acumular experiência profissional em áreas diversas que contribuíram para a aquisição de uma visão sistêmica e bem abrangente dos negócios de seguros e planos médico-odontológicos: comercial, implantação, pós-venda, gestão de rede credenciada, auditoria e contas odontológicas, informações gerenciais, subscrição e precificação. Em paralelo, continuei a investir em minha capacitação acadêmica, dando mais substância às iniciativas que tive a oportunidade de implementar nas empresas em que atuei como colaborador. Além do mestrado e das especializações que mencionei previamente, também concluí diversos MBAs com ênfases que considerei relevantes para potencializar a minha atuação: MBA em Gestão Atuarial e Financeira pela Fipecafi-USP, MBA em Gestão de Pessoas e Negócios pelo IBMEC, MBA em Gestão de Vendas pela PUC-RS, MBA em Gestão de Negócios em Saúde pela Faculdade Unimed, e MBA em Inteligência de Mercado e Marketing pela Saint Paul Escola de Negócios. Atualmente, estou concluindo o MBA em Business Innovation, pela Fiap.

Iniciei a minha jornada na Seguros Unimed em janeiro de 2017, como gerente nacional da Unimed Odonto, a operadora odontológica de um grupo empresarial que atua com diversos ramos de seguros e benefícios corporativos como: Seguro Saúde, Seguro de Vida, Previdência Complementar e Seguros de Ramos Elementares, além do plano odontológico já mencionado.

Logo após o meu início na Unimed Odonto, em março de 2017 foi criada uma Célula de Inovação e Novos Negócios, denominada Stormia, com o objetivo de impulsionar a estratégia de transformação digital da empresa. Essa célula surgiu como um desdobramento do projeto Go Digital, que tinha como escopo acelerar a transformação digital da Seguros Unimed. Por meio de uma equipe híbrida de profissionais internos e externos, a Stormia se propôs a atuar em três frentes complementares: a) redesenho de serviços digitais, com foco no aprimoramento dos serviços digitais existentes para torná-los mais relevantes, rentáveis e viáveis; b) aceleração de projetos internos, dando suporte e agilidade a iniciativas inovadoras; c) desenvolvimento de novos negócios e parcerias, explorando novas oportunidades de negócios e parcerias estratégicas.

A Stormia iniciou seus trabalhos aprofundando o conhecimento sobre as jornadas do usuário, mapeando os pontos de contato e as barreiras de todos os atores envolvidos. Por meio de entrevistas e workshops, foram mapeadas oito jornadas de usuários de cinco atores principais: beneficiários, clientes corporativos, prestadores de serviços de saúde, especialistas em saúde e corretores de seguros.

Como resultado desse mapeamento, foi desenvolvido um SuperApp em parceria com a healthtech Unio Digital que consistiu em uma plataforma inovadora com o escopo de aprimorar a experiência dos usuários e oferecer um pacote de serviços relacionados aos planos médico-hospitalar e odontológico, seguros, bem-estar e soluções financeiras, viabilizando uma solução integral em saúde. A plataforma foi construída com uma arquitetura aberta, colaborativa e "white-label", permitindo a personalização e o uso do aplicativo por qualquer singular do Sistema Unimed.

O projeto SuperApp foi extremamente bem-sucedido e passou a ser adotado também por outras singulares do Sistema Unimed, além de ter recebido diversos reconhecimentos e premiações, tais como o Grow+ Innovation Awards 2020 na categoria Corporate — Inovação Aberta, e o prêmio "As 100+ Inovadoras no Uso de TI", promovido pela IT Mídia.

Tive a oportunidade de participar desse projeto como Product Owner do SuperApp Unimed Odonto, o que me permitiu ter uma vivência muito próxima e intensa com a célula Stormia. A partir daí passei a ter interações frequentes com os times de desenvolvimento, e participei de outros projetos vinculados ao SuperApp, como o desenvolvimento da plataforma de vendas online de planos odontológicos e seguros, sempre apoiando as iniciativas com meu conhecimento técnico e do negócio em planos odontológicos.

No início de 2021, a Unimed Odonto, com o apoio do Stormia, participou do financiamento e da segunda fase de desenvolvimento do projeto Hubdoctor, que foi contemplado no programa PIPE (Pesquisa Inovativa em Pequenas Empresas), foi criado em 1997 e se destina a apoiar, com recursos não reembolsáveis, a execução de pesquisa científica e tecnológica inovativa em pequenas empresas. O projeto Hubdoctor, posteriormente chamado de Tina, se propôs a desenvolver um sistema de apoio à decisão, combinando aprendizado de máquina e visão computacional com foco no aprimoramento da assistência odontológica e foi lançado em julho de 2022, sendo anterior à disponibilização no mercado do ChatGPT e das inteligências artificiais generativas.

A Tina foi disponibilizada no SuperApp da Unimed Odonto, como uma consultora virtual suportada por inteligência artificial (IA) que: a) avalia o risco de desenvolvimento de patologias bucais; b) fornece orientação personalizada; e c) indica profissionais com maiores probabilidades de resolver o problema do usuário. Um dos maiores méritos desse projeto foi agregar o conhecimento e a capacidade de execução de diversos atores dos setores privados e públicos, tais como a Unimed Odonto — Seguros Unimed, pesquisadores da Faculdade de Odontologia da Unesp de Araçatuba, a Agência Unesp de Inovação, e uma startup de tecnologia chamada Infinitti, com a chancela e o apoio financeiro da Fapesp. O projeto Tina teve grande repercussão na mídia e, em agosto de 2022, permitiu que a Seguros Unimed conquistasse o 1º lugar no prêmio "As 100+ Inovadoras em TI de 2022", uma premiação organizada pela IT Mídia que é considerada uma das mais relevantes para o público de tecnologia da informação.

Em 2022 houve uma mudança estrutural na Seguros Unimed, e as iniciativas de inovação e transformação digital passaram gradualmente para a gestão da área de tecnologia. Em meados do ano corrente, o diretor de Mercado e Tecnologia, Wilson Leal, fez um convite para que eu assumisse a frente de inovação da organização com uma proposição de democratização do conhecimento e das práticas de inovação em todas as áreas da empresa.

Desde então, temos evoluído em diversas frentes de atuação, assumindo um papel de facilitação, de capacitação em inovação, de promoção de workshops e espaços de experimentação e de conexão com o ecossistema mais amplo, constituído por outras Unimeds, outros hubs de inovação, startups, instituições de ensino, centros de pesquisa, e demais atores que participam do ecossistema de inovação aberta.

Nesse contexto, não mais nos identificamos como uma célula, que atua como se fosse um "spin-off" da empresa, mas como um "hub" de conexões, sendo que podemos destacar as seguintes frentes de atuação:

a. Stormia Bootcamps: iniciamos em 2023 com uma proposta de capacitação de embaixadores de inovação em diversas áreas da empresa. Em 2024, evoluímos essa proposta para atuar junto com colaboradores voluntários em "bootcamps", que nada mais são que um curso intensivo com foco em uma aprendizagem que une teoria e prática, na qual transmitimos conceito e metodologias de inovação, porém com foco na resolução de problemas reais da organização que são levantados pelos próprios colaboradores;

b. Desafio da Inovação: esse é o nosso programa de intraempreendorismo. Com base em temas predefinidos e que são relevantes para as empresas, os colaboradores se organizam em grupos e submetem ideias para serem implementadas na empresa, e que tragam resultados tangíveis. Há um processo de ranqueamento com base em critérios predefinidos, e os grupos que vão passando pelas etapas do programa recebem treinamentos e orientações de mentores devidamente capacitados, para que assim consigam constituir os seus MVPs (Produtos Mínimos Viáveis). As ideias finalistas contam com o apoio do Stormia para prototipar a solução, seja com o apoio de uma "squad" digital, seja por meio de uma POC (prova de conceito) com uma startup;

c. Stormia Builders: é o nosso "squad" que apoia na experimentação de iniciativas de inovação que demandam algum tipo de desenvolvimento tecnológico. Ele é constituído de profissionais multidisciplinares e atua com metodologia ágil e de forma integrada com a área de TI da empresa;

d. Oficinas e Workshops de Inovação: são eventos para atuar de uma forma prática e multidisciplinar com foco principal no processo de "discovery", utilizando metodologias como o design thinking. São organizados pelo Stormia ou pelas próprias áreas, com o suporte dos colaboradores do Stormia, com o objetivo de fomentar a empatia e o foco em nossos clientes;

e. Stormia DataLab: é a frente do Stormia responsável por democratizar o conhecimento em dados e inteligência artificial entre os colaboradores da empresa. Queremos evoluir para uma cultura "data-driven" e compreendemos a necessidade de apoiar e oferecer oportunidades de desenvolvimento e aplicação para todos os colaboradores que desejam se aprofundar nesses temas. Além de conteúdos teóricos, o Stormia DataLab promove workshops práticos com base em necessidades reais da empresa, e já vem proporcionando soluções que estão se incorporando às rotinas das áreas, proporcionando maior eficiência e assertividade nos processos;

f. Open Innovation: engloba os projetos e iniciativas que são desenvolvidas junto com startups, instituições de ensino, e outros atores do ecossistema de inovação aberto;

g. Stormia Talks: é o nosso podcast com foco em temas de inovação, para contribuirmos com a disseminação do conhecimento no tema, não somente para os colaboradores da Unimed, mas para todo o mercado;

h. i9 Unimed: é a semana da inovação do Sistema Unimed, que surgiu inicialmente com uma parceria entre o Stormia e o Lab Unimed, o hub de inovação da Unimed do Brasil. Esse evento está se expandindo e na edição de 2024 contará com a participação de outros hubs do Sistema Unimed e realização de eventos em diversos estados do Brasil.

Em agosto de 2023, fui reconhecido como um dos top 50 executivos de inovação de maior destaque pela 7th Experience, durante a realização do Inovatech Executive Summit 2023. Após votação popular, fui classificado entre os dez executivos mais votados na mesma premiação.

Em outubro de 2023, foi divulgado um ranking pela 100 Open Startups, no qual fui classificado em 1º lugar como mentor Black Belt de startups, que visa valorizar os executivos que mais interações e contribuições deram às startups vinculadas ao programa de mentoria da entidade.

Ao concluir este tópico sobre inovação em odontologia em grandes corporações, afirmo com convicção que o futuro da saúde se constrói em conjunto. A busca por soluções inovadoras e a melhoria contínua da assistência médica ou odontológica exige um compromisso incansável com a colaboração, o empoderamento dos colaboradores e a convergência de interesses.

Nesse contexto, nosso maior objetivo para os próximos anos é ampliar as relações de colaboração entre diversos atores do setor privado e público, pois acreditamos que a união de forças, conhecimentos e experiências distintas é fundamental para impulsionar o desenvolvimento de soluções inovadoras e eficazes.

Para alcançar esse objetivo, segundo a minha visão como parte de uma grande corporação, é fundamental fomentar iniciativas que empoderem os colaboradores. É necessário criar um ambiente propício à criatividade, à experimentação e à livre expressão de ideias. Cada indivíduo dentro da organização possui um valor inestimável a ser explorado, e é nosso dever garantir que todos se sintam parte ativa do processo de inovação.

A convergência dos interesses de todos os envolvidos na assistência médica e odontológica é crucial para o sucesso dessa missão. Devemos buscar soluções que beneficiem pacientes, profissionais de saúde, instituições e a sociedade como um todo. Por meio da colaboração e do diálogo aberto, podemos encontrar caminhos que atendam às necessidades de todos os "stakeholders". Juntos, podemos transformar o futuro da odontologia."

Anderson Fedel Marques — fundador da OdontoDados

"Sou dentista, formado pela Universidade Federal do Ceará em 2005, com especialização em Endodontia e Ortodontia. Há alguns anos, essa descrição resumia bem minha atuação profissional, quando enxergava apenas o universo do atendimento clínico. No entanto, em determinada época da vida, senti a necessidade de buscar novos horizontes de conhecimento. Não, não houve um evento-chave ou alguma espécie de epifania. Contudo, percebi a necessidade de sair da zona de desconforto. Isso mesmo, desconforto. Algo me incomodava na atuação exclusiva como clínico. Notei que precisava de algo mais na carreira.

A partir daí, fiz diversos cursos fora do âmbito da odontologia, principalmente na área de tecnologia, com a qual sempre tive bastante afinidade. E foi tateando mesmo que encontrei um tema interessante que começava a ganhar evidência: a Ciência de Dados. Confesso que inicialmente não sabia sequer do que se tratava. Mas, ao pesquisar e entender melhor o que era, me pareceu que fazia sentido estudar mais a fundo aquela área. Nasceu ali uma paixão que dura até hoje.

A Ciência de Dados é um ramo emergente da tecnologia e não existe como fim em si mesma. Essa área é composta por um conjunto de conhecimentos que visam resolver problemas da vida real. Durante os cursos, eu precisava aplicar os conhecimentos adquiridos em dados reais, então comecei a utilizar dados de odontologia, área que conhecia bastante. Esse foi o embrião da OdontoDados. Construí o site (da OdontoDados) de modo que pudesse divulgar informações interessantes sobre a odontologia no Brasil e, ao mesmo tempo, mostrar ao público o que essa união de conhecimentos era capaz de fazer. O site público funcionava, portanto, como uma espécie de vitrine. E a estratégia deu certo. Gradualmente, pessoas e empresas começaram a entrar em contato para solicitar informações específicas sobre o mercado da odontologia no Brasil. O que era apenas um site, virou uma empresa. A OdontoDados passou a fornecer dados e informações sobre odontologia, em formato de consultoria.

O ECOSSISTEMA DE INOVAÇÃO EM ODONTOLOGIA

Essa iniciativa foi inovadora. Até então, não existia uma empresa ou entidade que se propusesse a reunir uma variedade tão grande de dados exclusivos de odontologia no Brasil. Desde o início, a Odonto-Dados dispunha de uma vasta quantidade de dados odontológicos, abrangendo saúde pública e saúde suplementar, distribuição de profissionais pelo país, panorama dos cursos de graduação e muito mais. A missão era transformar a OdontoDados em uma referência na busca por informações relacionadas à odontologia no país.

Mas agora preciso fazer um retorno à minha jornada pessoal. Quando comecei a estudar Ciência de Dados, ainda não havia cursos de graduação no país com esse nome. Essa é uma área bastante complexa, que foi forjada pela união de conhecimentos como computação, matemática, estatística, entre outros. Os profissionais que atuavam em Ciência de Dados vinham das mais diversas áreas. Eu, vindo da odontologia, não era exatamente uma exceção. Várias pessoas da área de saúde já se interessavam e trabalhavam com o tema, embora tenha demorado um pouco para eu conhecer outros dentistas nesse universo. Durante esse período, busquei conhecer e acompanhar o trabalho de pessoas que desenvolviam soluções com dados na área da saúde, em busca de inspiração para resolver problemas na odontologia. Conheci pessoas incríveis durante esse tempo, de diversas partes do país, que estavam sempre dispostas a compartilhar conhecimento e experiências. Aprendi muito no processo e sou muito grato a todas elas. Paralelamente, um tema começava a ganhar cada vez mais destaque no universo da Ciência de Dados: a inteligência artificial (IA). Em um momento em que muitas pessoas descrevem como "tempestade perfeita", as soluções com uso de IA tornaram-se cada vez mais numerosas. Da metade para o final dos anos 2010, o conhecimento teórico sobre IA, que tem suas bases na década de 1940, contava com tecnologia suficiente para executar complexos algoritmos, o que permitiu um ritmo exponencial de evolução a partir de então. Graças a uma feliz combinação de fatores, em 2019 eu já possuía algum conhecimento elementar sobre IA e, vendo tudo isso acontecer, entendi que deveria me aprofundar nessa área. Foi uma das decisões mais acertadas que tive na vida. Passei a incorporar na OdontoDados conteúdos relacionados a aplicações de IA na odontologia e a divulgar nas redes sociais meus conhecimentos sobre o tema. Novamente, era necessário demonstrar aplicações práticas dessa tecnologia na odontologia.

Em mais uma iniciativa inovadora, em julho de 2022 tivemos a oportunidade de realizar a 1ª Semana de Inteligência Artificial na Odontologia, em conjunto com a Dental Startup Brasil. O evento foi transmitido pelo YouTube e contou com a participação de representantes de empresas como NVIDIA, Dental Monitoring, Radio Memory, IGDORE, DIO e Machiron. Ao todo, o evento proporcionou aos espectadores um amplo panorama da utilização de IA na odontologia, mostrando os principais produtos disponíveis no mercado que utilizavam essa tecnologia. O evento foi um sucesso. Até a data de escrita deste texto, esse ainda é o evento com mais visualizações no YouTube sobre o tema. Tivemos a honra de conectar diversos atores que desenvolviam suas soluções de forma isolada pelo Brasil. Lá, eles puderam se conhecer e trocar ideias sobre a tecnologia. Foi um momento riquíssimo.

Naquela época, a base que eu tinha sobre a IA era essencialmente conceitual. Eu tinha montado apenas alguns poucos algoritmos. Ter a oportunidade de ver "de perto" aquelas empresas mostrando suas soluções, que já estavam no mercado e em pleno uso por profissionais da odontologia, foi incrível e inspirador. Percebi que aquele era o caminho. Essa área tinha tudo para crescer bastante na odontologia. Passei a dedicar boa parte do meu tempo a estudar as ferramentas disponíveis e a desenvolver soluções por conta própria.

Podemos voltar agora ao contexto geral. É importante salientar que, atualmente, dados e IA são conceitos complementares e indissociáveis. Podemos dizer que, em inteligência artificial, cada solução é, a princípio, um teste de hipótese baseado nos dados de um determinado segmento. Sendo ainda mais abrangente, o desenvolvimento de uma IA envolve, de certa forma, vários testes de hipótese buscando responder a algumas perguntas: A acurácia do algoritmo é boa? O algoritmo funciona bem em realidades diversas? O programa resolve realmente um problema? As pessoas vão querer utilizar a solução proposta? É um caminho com mais perguntas do que respostas.

Por isso, a meu ver, a IA hoje está intrinsecamente ligada à inovação. A inovação não nasce da certeza e nunca surgirá em um caminho já trilhado. É preciso testar muitas hipóteses para criar algo realmente diferente. E, até onde escrevo estas linhas, ainda não tivemos tempo suficiente para realizar testes o bastante. A maioria das soluções que utilizam essa tecnologia na odontologia tem menos de cinco anos de existência. Isso é muito pouco. Coisas incríveis ainda podem ser construídas.

Portanto, pretendo continuar apostando com a OdontoDados nesse caminho, divulgando as possibilidades e ajudando a desenvolver soluções com uso de dados e inteligência artificial para os diversos atores da odontologia. Recentemente, faculdades, entidades e empresas têm nos procurado para falar sobre o tema em congressos, jornadas e cursos de pós-graduação. O interesse e a curiosidade sobre essa área estão bastante ativos, mas ainda existe muita dúvida e desconfiança em relação à tecnologia. Isso é esperado e natural, já que precisamos conhecer as ferramentas para que possamos fazer delas o melhor uso possível. Estou convencido de que o capítulo desta história está apenas no começo. Muita coisa ainda está por ser escrita."

Bruno Paim — líder do setor de P&D em Biomateriais da Maquira Dental Group

"Inovar na indústria farmacêutica e de dispositivos médicos é fundamental para o progresso contínuo da saúde e bem-estar das pessoas. A capacidade de desenvolver novos produtos e tecnologias que atendam às necessidades emergentes dos profissionais de saúde e dos pacientes é essencial para garantir avanços significativos no campo da odontologia e da medicina em geral. Para entender a importância da inovação nesse contexto, é necessário analisar a trajetória e as experiências de todo o setor. Um olhar atento pelos caminhos que foram percorridos ajuda a trilhar um caminho mais promissor rumo ao futuro.

Como farmacêutico formado pela PUC Campinas e com um doutorado em Fisiopatologia pela Unicamp, adquiri um profundo conhecimento sobre os processos biológicos e as bases moleculares das doenças. Essa expertise é fundamental para identificar lacunas no tratamento existente e desenvolver soluções inovadoras que melhorem a qualidade de vida dos pacientes. Ouvi durante boa parte de minha trajetória que conhecimento adquirido e não dividido é um conhecimento inútil. Uma das belezas da ciência é justamente poder colocar em uso todo o conteúdo acumulado.

Minha jornada na indústria se iniciou há mais de dez anos na indústria de dispositivos médicos, com foco na área odontológica. Os conhecimentos em rotas de sinalização e nos processos metabólicos que envolvem a fisiologia celular me proporcionou uma perspectiva única sobre as necessidades e desafios enfrentados pelos profissionais e pacientes nesse campo específico. Durante esse período, tive a oportunidade de acompanhar de perto as demandas do mercado, as tendências tecnológicas e as inovações que estão transformando a odontologia. Essa experiência prática é inestimável para orientar o desenvolvimento de novos produtos que atendam às expectativas do mercado e superem as limitações dos dispositivos existentes.

Nos últimos três anos, como líder do setor de P&D em Biomateriais da Maquira Dental Group, tenho me colocado na linha de frente da inovação, conduzindo pesquisas e desenvolvendo novas tecnologias que impulsionam o avanço da odontologia. A Maquira Dental Group, com seu DNA empreendedor e inovador, oferece o

O ECOSSISTEMA DE INOVAÇÃO EM ODONTOLOGIA

ambiente ideal para que nossos olhares transformem ideias promissoras em produtos tangíveis que impactam positivamente a prática clínica e a qualidade de vida dos pacientes.

Os lançamentos frequentes de novos produtos demonstram o comprometimento da empresa com a inovação contínua. Ao desenvolver e lançar mais de cinco novos produtos nos últimos anos e ter outros cinco em fase final de desenvolvimento, a Maquira Dental Group está demonstrando sua capacidade de se manter à frente do mercado e atender às necessidades em constante evolução dos profissionais e pacientes.

A equipe envolvida em todas as etapas do desenvolvimento e lançamento desses novos produtos desempenha um papel crucial nesse processo. Com uma abordagem colaborativa e multidisciplinar, que envolve profissionais com diferentes formações e especializações, a empresa pode aproveitar ao máximo o conhecimento e a experiência das equipes envolvidas para garantir que cada produto atenda aos mais altos padrões de qualidade, segurança e eficácia.

Além disso, o ritmo acelerado de lançamentos de novos produtos reflete a cultura empreendedora e inovadora da Maquira Dental Group. Ao adotar uma abordagem ágil e orientada para o mercado, a empresa pode identificar oportunidades de inovação, desenvolver soluções rapidamente e lançá-las no mercado de forma oportuna, mantendo assim sua posição como líder do setor.

Essa combinação de inovação constante, equipe talentosa e cultura empresarial voltada para o progresso é essencial para o sucesso a longo prazo da Maquira Dental Group e para seu impacto positivo na indústria odontológica como um todo. Ao continuar investindo em pesquisa e desenvolvimento e mantendo um foco firme na qualidade e na excelência, a empresa está posicionada para continuar transformando a prática odontológica e melhorando a saúde bucal de milhões de pessoas em todo o mundo.

A importância de inovar na indústria farmacêutica e de dispositivos médicos é evidente em diversos aspectos. Em primeiro lugar, a inovação permite o desenvolvimento de tratamentos mais eficazes e seguros, que podem revolucionar a forma como as doenças são prevenidas, diagnosticadas e tratadas. Novos biomateriais e dispositivos odontológicos, por exemplo, podem oferecer maior durabilidade, biocompatibilidade e estética, melhorando significativamente os resultados dos procedimentos odontológicos e a experiência do paciente. Somada a essa visão, a interação com universidades e centros de pesquisa solidifica ainda mais nossa jornada. São projetos de transferência de tecnologia, propriedade intelectual e desenvolvimento conjunto que levam o conhecimento formado na academia de modo veloz para dentro da indústria.

Além disso, a inovação é essencial para manter a competitividade no mercado global. Com a rápida evolução da tecnologia e as mudanças nas preferências dos consumidores, as empresas precisam constantemente renovar seus produtos e serviços para acompanhar o ritmo do mercado e superar a concorrência. Isso exige um compromisso contínuo com a pesquisa e o desenvolvimento de novas soluções que atendam às demandas do mercado e antecipem as necessidades futuras.

A inovação também desempenha um papel crucial na sustentabilidade e no crescimento a longo prazo das empresas. Ao investir em pesquisa e desenvolvimento, as empresas podem criar um pipeline robusto de produtos que garantam sua relevância no mercado e sustentem seu crescimento financeiro. Além disso, a inovação pode abrir novas oportunidades de negócios e parcerias estratégicas, expandindo o alcance e o impacto da empresa em escala global.

No contexto atual, marcado pela pandemia de covid-19 e pela crescente conscientização sobre a importância da saúde bucal, a inovação na indústria odontológica é mais relevante do que nunca. Novas tecnologias, como materiais antimicrobianos, impressão 3D e inteligência artificial, têm o potencial de revolucionar a prática odontológica, tornando os procedimentos mais eficientes, seguros e acessíveis. Como líder de P&D em Biomateriais da Maquira

O ECOSSISTEMA DE INOVAÇÃO EM ODONTOLOGIA

Dental Group, me encontro em posição privilegiada de impulsionar essa inovação e liderar a empresa rumo a um futuro de sucesso e impacto positivo."

Marcelo Ramos Pinto — doutorando FO-USP/SP (pesquisa em Saúde Digital —Teleodontologia), cofundador da Dental Startup Brasil

"Tenho vivência clínica nos ambientes público e privado. Experiência corporativa com produtos e serviços em empresas nacionais e internacionais do setor de saúde, inclusive franchising. Sou também empreendedor, com foco em inovação e tecnologia, que são alicerces para o desenvolvimento de projetos, tanto no ambiente empresarial quanto no acadêmico.

O processo de desenvolvimento de iniciativas de inovação é surpreendente e criativo em sua essência. No caso da Dental Startup Brasil não foi diferente. Os três idealizadores (Felipe Mattos, Victor Hugo Ribeiro e eu) estavam individualmente em busca de novas conexões e projetos no contexto da odontologia, uma vez que todos são dentistas com formação e experiência profissional em dimensões do conhecimento adicionais à clínica, como gestão e marketing, comunicação e publicidade, empreendedorismo e inovação. Essas duas últimas áreas consideradas por nós como substratos essenciais para o desenvolvimento das demais, como terras férteis prontas para o plantio de sementes (ideias).

A partir do contato inicial via plataforma LinkedIn em meados de 2021, houve uma clara sensação de que nós "não estávamos mais sozinhos" e a sinergia foi imediata, assim como a propulsão da Dental Startup Brasil. Mas qual a razão central dessa incômoda sensação? A forma como a carreira odontológica se desenrola desde o curso de graduação é essencialmente voltada para as atividades clínicas, sem enfoque concreto e significativo para as áreas citadas no parágrafo anterior. Espera-se que, para se ter eficácia no diagnóstico e na execução de procedimentos clínicos, as formas de avaliar, decidir e agir do dentista sigam um processo de alta previsibilidade e baixa criatividade. Porém, esse modo de pensar e agir pode ser limitador em sua essência.

Diante das características fluidas e dinâmicas da sociedade moderna, somente essas valências clínicas não são mais suficientes para o desenvolvimento profissional consistente e eficaz, que gere efeitos positivos concretos na sociedade, independentemente do âmbito de atuação em odontologia (privado, público, ou algum formato híbrido entre essas duas polaridades). Esse cenário teve origem há décadas e seus efeitos são progressivos e estruturantes.

Há atualmente ações isoladas de universidades e centros de ensino e de empreendedores (visionários e persistentes), com a intenção de preparar os profissionais para o inevitável uso de outras habilidades no contexto profissional, o que é um sinal positivo.

Mas, apesar de ser extremamente importante desenvolver essa discussão, essa é uma realidade instalada e o melhor a se fazer é: inovar, através do desenho e da aplicação de novos caminhos. Como se diz frequentemente no ambiente empreendedor, "para atingir novos resultados, são necessárias novas ideias". Essa reflexão está reforçada neste tópico por ser a pedra fundamental da iniciativa que a Dental Startup Brasil procurou abordar, ou seja, "o problema, a dor".

Portanto, nosso propósito é formar os agentes de transformação que irão moldar a cultura da inovação na odontologia brasileira, em todos os segmentos da cadeia produtiva, tanto no setor privado quanto no público (indústrias, serviços, universidades e usuários). O desenvolvimento do empreendedorismo inovador na odontologia é a base conceitual, através da geração coletiva de soluções para os problemas e desafios reais de todo o ecossistema.

Considerando a inserção no contexto amplificado global, parte-se das premissas de reconhecer, utilizar e propagar os valores individuais e a sustentabilidade coletiva e ambiental, através de

O ECOSSISTEMA DE INOVAÇÃO EM ODONTOLOGIA

iniciativas genuínas e que gerem impacto positivo e reconhecível na sociedade.

A partir daí foram traçados os objetivos a seguir:

- Contribuir para a formação do ecossistema de inovação da odontologia brasileira através do fomento ao empreendedorismo inovador, utilizando cinco pilares: Talentos, Conexões, Conceitos, Capital e Usuário.

- Fomentar o empreendedorismo inovador na odontologia e o surgimento de novos produtos, serviços, pesquisas e modelos de negócio, ou aprimoramento de soluções já existentes.

- Estabelecer fortes conexões com todo o setor de saúde na busca da otimização das soluções, do olhar multidimensional, da convergência de ações e da eficácia do atendimento ao usuário.

Ao longo desses três anos de atividades, realizamos eventos como Ideathons, Webinários e atividades in company; seguem alguns exemplos:

- Dental Ideathon 1 — maratona de ideação com foco em odontologia: 15 equipes inscritas, 8 universidades, 20 mentores, 4 parceiros empresariais.

- Dental Ideathon 2 — maratona de ideação com foco em odontologia: 75 indivíduos inscritos, 6 universidades, 20 mentores, 5 parceiros empresariais.

- Avant — programa de aprimoramento em startup concept e inovação: 8 equipes, derivadas dos Dental Ideathons 1 e 2.

- Meeting de Inovação em Odontologia: 3 dias de atividades, mais de 300 participantes diretos, e mais de 1.000 visualizações na plataforma YouTube.

- Webinário de Inteligência Artificial em Odontologia: 3 dias de atividades, mais de 300 participantes diretos, e mais de 1.000 visualizações na plataforma YouTube.

- Dental Datathon — maratona de programação com foco em odontologia: 40 inscritos, participação de 4 países e mais de 80 mentorias realizadas.

A resposta da comunidade foi positiva e a malha de conexões se expandiu, não só no contexto estritamente odontológico, mas também em outras áreas como ciência de dados, indústria de produtos e equipamentos e outras profissões de saúde. Mas no momento ainda existe a necessidade de persistir na divulgação e na consolidação dos conceitos inovadores e empreendedores para que, então, se possa avançar definitivamente no estabelecimento denso e duradouro de iniciativas e parcerias multiprofissionais e multissetoriais.

A intenção estratégica em médio prazo da Dental Startup Brasil — essa noção de tempo é cada vez menor, sendo considerada nesse caso no máximo dois anos — é mapear e avaliar o ecossistema empreendedor e de inovação odontológico (agentes, setores, interações etc.), e essa etapa já está em execução. E a partir daí, com um entendimento mais amplo e qualificado de todo o cenário, a intenção é fomentar e executar iniciativas para o desenvolvimento sustentado do setor. Sempre com foco na resolutividade para os participantes e, em especial, para a sociedade.

Você não está sozinha; você não está sozinho. E, sim, é possível.

Em mais de três anos de atividade a evolução da Dental Startup Brasil é uma prova disso, assim como já é possível identificar Núcleos de Inovação e Empreendedorismo nas empresas, nas universidades, no setor público, entre outros ambientes. Numa analogia à termodinâmica, esse é um sistema que foi aquecido e atingiu seu ponto de ebulição; as moléculas estão se agitando, colidindo e interagindo, modificando seu estado natural. Então a gente se tromba por aí, até breve."

Wladmir Antônio de Souza Dal Bó — doutor em Neurociências — dor e inflamação, mestre em Disfunção Temporomandibular e Dor Orofacial, proprietário do Espaço da ATM e do app Desencoste seus Dentes

"Antes de falarmos do aplicativo Desencoste seus Dentes, faz-se necessária uma breve abordagem sobre o bruxismo para quebrarmos alguns paradigmas. O bruxismo é um comportamento, um hábito que pode ocorrer com o indivíduo acordado (bruxismo em vigília) e/ou durante o sono (bruxismo do sono), e que está cada vez mais frequente na população mundial, afetando tanto adultos quanto crianças, e podendo contribuir para o aparecimento de sintomas e disfunções na região orofacial, incluindo dores na musculatura mastigatória, nas ATMs (articulações temporomandibulares), na região de cabeça e no ouvido e dentes. Além disso é responsável por desgastes dentários, pela fratura de restaurações, dentes, próteses etc. Esse comportamento pode ocorrer na forma de apertamento e rangimento dental, além da pessoa poder contrair a musculatura mesmo sem toque dental, de forma inconsciente e desordenada, arrítmica. O bruxismo é um problema proveniente do sistema nervoso central, sua causa não é oclusal, ou seja, independe da posição dentária, falta de dentes ou estrutura óssea, como se achou por muito tempo na odontologia. Por ser de origem central, não possui cura na maioria dos casos, mas sim controle.

Dessa forma, com o intuito principalmente de melhorar a qualidade de vida e controlar o bruxismo em vigília, através do aumento da percepção do paciente e correção desse hábito durante o dia, e também para controlar o bruxismo do sono, através do monitoramento do uso de placa oclusal acrílica ao dormir, criei o app Desencoste seus Dentes. Esse aplicativo inovador foi criado e desenvolvido por mim e pelo Dr. Roberto Ramos Garanhani, especialista em DTM e dor orofacial e especialista em prótese. Para o bruxismo em vigília, o aplicativo tem o objetivo de lembrar, de tempos em tempos, através de avisos sonoros e frases criadas pelo usuário ou aleatoriamente, que é necessário deixar a mandíbula relaxada, desencostar os dentes e deixar lábios levemente encostados, evitando assim a sobrecarga e tensão muscular e consequentemente impedindo o aumento da pressão articular e consequentemente sintomas de disfunção temporomandibular e dor orofacial.

O "carro-chefe" do aplicativo é o controle do bruxismo em vigília através do seu sistema de alertas e a possibilidade de se controlar o tempo de avaliação através de gráficos, que mostram a evolução da melhora com o uso do app. O hábito diurno de apertar os dentes é na maioria das vezes imperceptível pelos usuários, que somente percebem e associam esse ato à dor após a utilização do app. Isso ocorre em meio a práticas de atividades diárias como dirigir, trabalhar em frente ao computador e até mesmo assistir televisão, ou seja, situações que requerem concentração e também nos casos de ansiedade.

Ao observar que o apertamento ocorre com frequência, aconselhamos que o aplicativo seja programado para emitir os lembretes em curtos espaços de tempo. Dessa forma previne-se que a contração acumulada desencadeie sintomas de dor principalmente ao final do dia.

O aplicativo Desencoste seus Dentes já é reconhecido no Brasil e em grande parte do mundo. Nos Estados Unidos e Portugal estamos em segundo e terceiro lugar respectivamente, no número de downloads, tendo hoje mais de 700.000 downloads já realizados na Apple Store e Google Play. Estamos tendo um feedback bastante positivo, tanto dos usuários quanto dos profissionais que cada vez mais estão indicando nosso aplicativo para seus pacientes. Normalmente as pessoas relatam a melhora da dor e ficam surpresas por não saberem o quanto apertavam os dentes durante suas atividades diárias.

Para o bruxismo que acontece durante o sono é indispensável a utilização dos dispositivos ou placas interoclusais. Mas o aplicativo Desencoste seus Dentes também pode emitir um sinal para que o paciente se lembre de utilizar a placa. Nesse momento o aplicativo está em fase de atualização para melhorias da parte "free", modelagem do negócio e plano de internacionalização. Em breve teremos muitas novidades."

MENSAGEM FINAL DO AUTOR

Prezado(a) leitor(a), espero poder ter contribuído para expandir a sua compreensão da inovação no ecossistema da odontologia ou, ao menos, ter inspirado você a dar o primeiro passo nessa jornada transformadora. Minha intenção é que este livro seja um chamado à ação para que os envolvidos na odontologia tragam energia para ajudar a moldar o futuro do setor, por meio do empreendedorismo e da inovação. Não temos que esperar pelo governo, ou pelo conselho, ou por algum "salvador da pátria". Nós precisamos agir, e não tem maior ou menor, mais ou menos importante, todos podemos ser protagonistas e agentes dessa transformação.

Espero, então, que este livro sirva como um ponto de partida para o futuro e uma fonte contínua de inspiração para todos os envolvidos na odontologia.

Abraço e até a próxima!

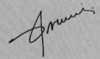

CONECTE-SE COMIGO

Site:

https://www.victorhugoribeiro.com.br

LinkedIn:

linkedin.com/in/drvictorhugo

Instagram:

https://www.instagram.com/victorhugoribeiro.com.br